整形外科診療における
肺血栓塞栓症
―患者救済と法的問題点―

編／鳥畠康充　冨士武史

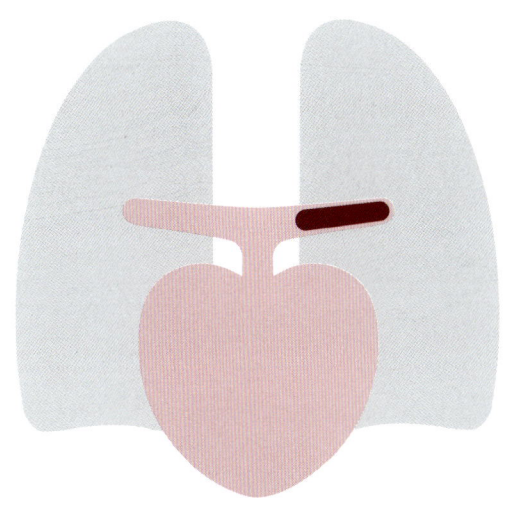

ライフサイエンス出版

編者・執筆者一覧

編　集

鳥畠康充　　厚生連高岡病院整形外科部長

冨士武史　　大阪厚生年金病院診療局長・整形外科部長

執　筆（執筆順）

呂　彩子　　東京女子医科大学医学部法医学講座　助教

黒岩政之　　北里大学医学部麻酔科学教室　講師

藤田　悟　　宝塚第一病院整形外科部長

山田典一　　三重大学大学院医学系研究科循環器内科学　講師

望月浩一郎　虎ノ門協同法律事務所（東京都）弁護士

森脇　正　　森脇法律事務所（岡山市）弁護士

鳥畠康充　　厚生連高岡病院整形外科部長

塩梅　修　　大手町法律事務所（金沢市）弁護士

冨士武史　　大阪厚生年金病院診療局長・整形外科部長

はじめに

　「画期的な医学的発見」と称された業績の多くが時代の試練に耐え切れず色あせてしまう中、いまなお燦然と輝く概念の一つに「Virchow's triad（ウィルヒョーの3徴）」がある。静脈血栓形成の条件として示された血流うっ滞、凝固能の亢進、血管壁の損傷という3要因はいずれも多くの整形外科手術患者に認められる。数ある手術の中で、下肢・脊椎手術が周術期の肺血栓塞栓症（PTE）を発症する頻度が最も高い理由がここにある。

　PTEには、整形外科医が日常扱う運動器疾患とは異なる三つの特徴（または問題点）が存在する。第一に、致死的疾患で、しかも周術期に遭遇する可能性が最も高い診療科であるにもかかわらず、整形外科医にとっては専門外の循環器疾患であるため、基本的知識が著しく欠如していることである。第二は、早期発見が困難で発症した場合の死亡率が高いことから、治療より予防対策が重要であるという医学的側面をもつことである。しかも予防の重要性は、整形外科医全体に十分浸透する前に、行政当局が循環器専門医を中心とする学会により作成された予防ガイドラインに着目し、肺血栓塞栓症予防管理料の保険承認という形で制度化された。行政当局の異例ともいえる俊敏な動きは、医学界のみならず、一般市民や法曹界においても本疾患に対する関心を喚起する結果となった。第三は、法的問題への対応を要することである。PTEは突然発症し急性期における死亡が多いため、迅速かつ的確な診断と治療が強く要求される救急疾患である。その際、医療者側の対処法に不手際があれば、医療過誤問題へと発展するケースも少なくない。また、整形外科医にとってPTEは「周術期において一定の確率で生じる合併症」であっても、患者や家族にとっては生命と直接関係のないはずの運動器治療中に生じた「想定外の事態」である。術前の十分なインフォームドコンセントは不可欠であるが、万が一遭遇した場合、法曹界が医療界に求める司法判断の基準を知っておくことも重要である。

これらを意識して、本書は次の2部構成とした。「第1章　肺血栓塞栓症の臨床」では、法医学的研究により近年明らかになった病因、日本麻酔科学会による大規模疫学調査結果、他科に先駆けて整形外科での使用が認められた薬物的予防法、循環器専門医が勧める疑診段階からの経時的措置を示した。予防に関して十分な紙面を確保できなかったため、全診療科を網羅する2004年発表の『肺血栓塞栓症/深部静脈血栓症（静脈血栓塞栓症）予防ガイドライン』（メディカルフロント インターナショナル リミテッド）または2008年発表の『日本整形外科学会　静脈血栓塞栓症予防ガイドライン』（南江堂）を熟読されることをお勧めする。「第2章　法的問題点と医療者としての対応」では、まず法律家による総論とケーススタディにより、法曹界における医療問題への視点・尺度を感じていただきたい。続いて、医師と弁護士による判例の分析結果から、現時点でのPTEにおける司法判断基準を提示した。最後に、最も重要な法的防御手段であるインフォームドコンセントのコツについて示した。ご多忙な時間を割いてご執筆いただいた先生方に、心から感謝する。

　「PTEという専門外疾患に惑わされることなく、本来の運動器治療に邁進できる診療環境を再び構築すること」。本書を企画した理念は、この一点に尽きる。本書が、臨床の第一線で活躍される先生方の誇り高い運動器診療に、わずかでも貢献できることを祈念してやまない。

2009年5月

鳥畠　康充、冨士　武史

目　次

はじめに　　　　　　　　　　　　　　　（鳥畠康充、冨士武史）

第1章 ● 肺血栓塞栓症の臨床 ―病因・疫学・予防・診断・治療―

1. 肺血栓塞栓症の病因としての深部静脈血栓症
   ―ヒラメ筋静脈の重要性　　　　　　　　　（呂　彩子）……………… 2

2. インフォームドコンセントに役立つ肺血栓塞栓症の疫学　（黒岩政之）……………… 7

3. 整形外科周術期における肺血栓塞栓症の予防
   ―薬物的予防法を中心に　　　　　　　　　（藤田　悟）………………12

4. 肺血栓塞栓症の診断と治療
   ―疑診段階からの経時的措置　　　　　　　（山田典一）………………18

第2章 ● 法的問題点と医療者としての対応

1. 医療過誤問題における医療者の対処法　　　（望月浩一郎）………………28

2. 法律家からみた肺血栓塞栓症
   ―医療訴訟例　　　　　　　　　　　　　　（森脇　正）………………37

3. 肺血栓塞栓症裁判の判決文からみえること
   ―患者救済と法的防御の視点から　　　　　（鳥畠康充、塩梅　修）………………42

4. インフォームドコンセントの重要性
   ―まとめに代えて　　　　　　　　　　　　（冨士武史）………………47

索　引 ………………………………………………………………………………………53

第1章
肺血栓塞栓症の臨床
―病因・疫学・予防・診断・治療―

1 | 肺血栓塞栓症の病因としての深部静脈血栓症
―ヒラメ筋静脈の重要性―

> 入院など長期臥床を契機とした下肢深部静脈血栓のほとんどがヒラメ筋静脈を血栓発生源としている。下腿静脈にできた一次血栓が中枢側に進展すると二次血栓（フリーフロート血栓）となる。術後安静が解除され、初回歩行によって膝が屈曲することなどをきっかけに二次血栓のみが遊離すると、大塞栓子となって重篤な急性肺血栓塞栓症を引き起こす。

肺血栓塞栓症の塞栓源としての深部静脈血栓症

　2004年の「肺血栓塞栓症／深部静脈血栓症（静脈血栓塞栓症）予防ガイドライン」や予防管理料の策定、さらに予防における抗凝固薬投与の保険承認が加わり、静脈血栓塞栓症（venous thromboembolism: VTE）予防の重要性が広く認識されるようになった。特に整形外科領域におけるVTEの発症予防は当然の医療水準と認識されてきており、VTEの疾患概念はかつての「予期せぬ疾患」から「予防すべき疾患」へと劇的に変化している[1]。
　VTEの中で最も避けるべき病態は、急性広範性の肺血栓塞栓症（pulmonary thromboembolism: PTE）である（図1）。発症した場合致死率が3割で、そのうち40％が発症後1時間以内の死亡といわれる[2]。PTEは文字どおり肺動脈を血栓塞栓子が「塞ぐ」病気であり、塞栓化予防のためには、塞栓子の供給もととなる深部静脈血栓症（deep vein thrombosis: DVT）に注目する必要がある。PTEの9割が下肢のDVTを塞栓源にしているといわれており、われわれの検討結果でも上肢の深部静脈や内腸骨静脈由来の広範性PTE例は極めてまれである[3,4]。このため、整形外科領域患者に効率的にVTE予防を行うためには、下肢DVT予防に焦点を絞る必要がある。

下肢深部静脈血栓症の3型と肺血栓塞栓症との関連

　下肢DVTは、その形成機序から腸骨型、大腿型、下腿型の3型に分類することができる（図2）[5]。かつて下肢DVTといえば、iliac compressionに起因した腸骨型の血栓が大半を占めると考えられていた。これは、腸骨型DVTが発赤や疼痛といった臨床症状を呈しやすく受診率・診断率が高いことに加え、下腿型DVTの画像診断が困難であったためである。しかし、超音波を用いたスクリーニング検査の普及により、入院患者における血流うっ滞を契機とした下腿型DVTの存在が注目されるようになった[6]。これらDVTの3型は、同じ静脈血栓であっても成因や転帰が異なるため、別々の病態ととらえたほうが理解しやすい。そして、整形外科領域患者におけるVTE初期予防の観点からは、血流うっ滞を契機とした下腿型DVTが最も重要となる。

図1 整形外科領域患者の致死性肺血栓塞栓症の1例

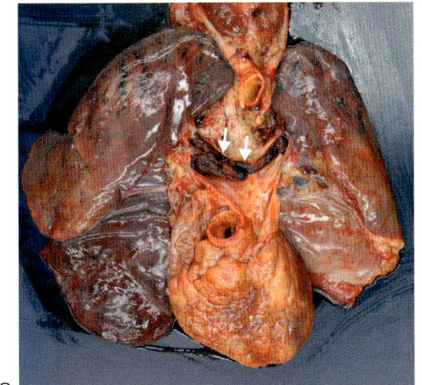
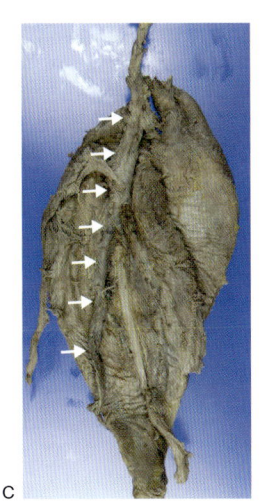
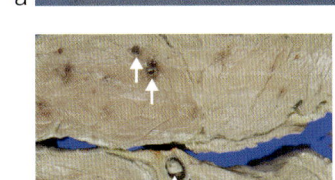

a 肺門部の新鮮血栓（矢印）
b 右大腿骨骨折（治癒過程）（矢印）
c 右下腿型静脈血栓（矢印）
d 右ヒラメ筋静脈血栓（矢印）

図2 発症様式からみた深部静脈血栓症[5]

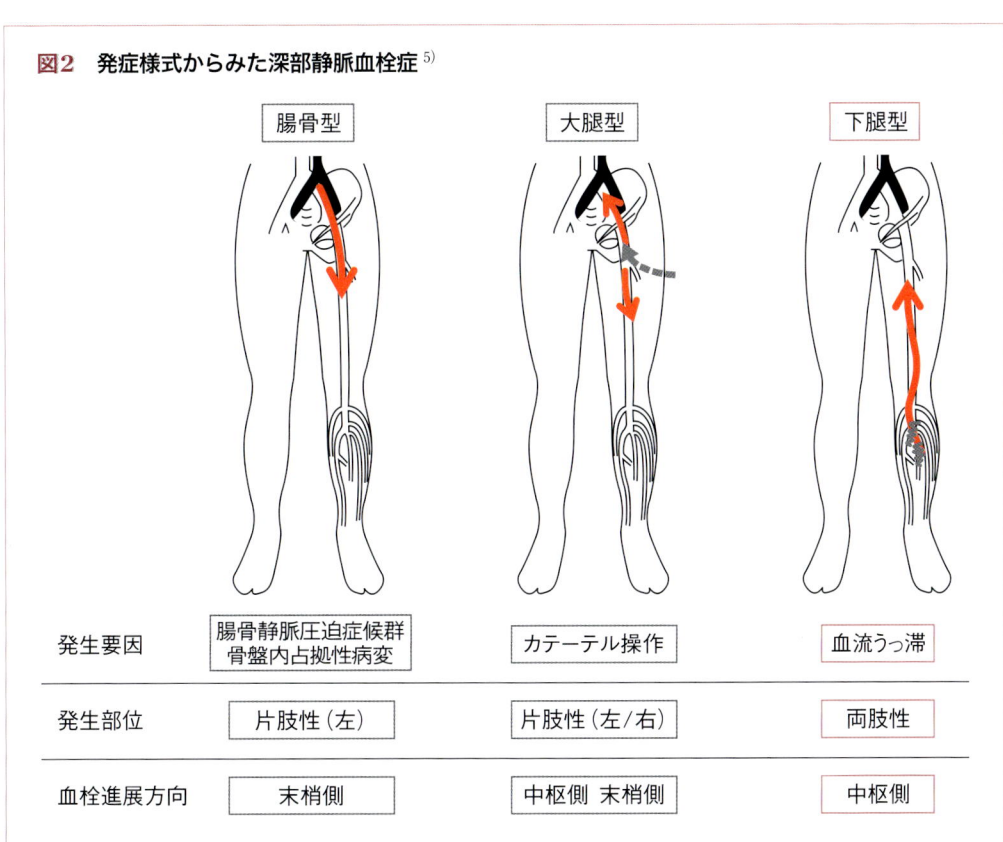

	腸骨型	大腿型	下腿型
発生要因	腸骨静脈圧迫症候群 骨盤内占拠性病変	カテーテル操作	血流うっ滞
発生部位	片肢性（左）	片肢性（左/右）	両肢性
血栓進展方向	末梢側	中枢側 末梢側	中枢側

下腿型静脈血栓とヒラメ筋静脈

下腿静脈は、足底からの血流を受ける静脈（前脛骨静脈、後脛骨静脈、腓骨静脈）、筋肉内静脈（腓腹筋静脈、ヒラメ筋静脈）、および合流して大腿静脈に灌ぐ膝窩静脈の6ヵ所から構成される。われわれの検討結果から、PTEによる突然死例の塞栓源のほとんどが下腿型DVTであり、その9割がヒラメ筋静脈を血栓発生源としていることがわかった[7,8]。下腿筋の中でも最大の容積を占めるヒラメ筋は、第2の心臓といわれ、静脈血をヒラメ筋静脈に一時的にプールし、筋ポンプ作用により右室へ灌流する役割をもつ。このためヒラメ筋静脈は拡張しやすく血流がたまりやすい構造になっているが、これが災いして他の静脈より血流うっ滞が起こりやすい。またヒラメ筋静脈には静脈弁が少なく、灌流の多くを筋ポンプ作用に頼っているため、長期臥床時には他の下腿静脈より早期に血流うっ滞が起こる[4]。こうした理由から、入院やエコノミークラス症候群などの長時間の下肢運動制限に伴って発生する静脈血栓のほとんどがヒラメ筋静脈を血栓発生源としている。

ヒラメ筋静脈血栓の進展とフリーフロート血栓

ヒラメ筋静脈では血流うっ滞に伴いDVTが発症しやすいが、ヒラメ筋静脈血栓そのものが致死性PTEの塞栓源となることは少ない。これは形成される血栓塞栓子が比較的小さいことや、ヒラメ筋静脈が中枢部まで吻合を繰り返す細い網状の走向をとるため、大塞栓子となりにくいためと考えられている。さらに、ヒラメ筋静脈血栓は多くが無症状のまま溶解もしくは器質化して消失する。このためヒラメ筋静脈血栓は臨床的に問題とならないと考えられがちだが、そのうち2割程度が中枢側へ進展するといわれ[9]、これがPTE発症との関連において重要である（図3）。

下腿静脈から中枢側へ二次性に進展した血栓は、中枢側で発症したDVTに比し静脈壁との反応が少なく血管腔内に浮遊するような、フリーフロート血栓と呼ばれる形状を呈することが多い。フリーフロート血栓は、静脈の完全閉塞による浮腫や発赤、疼痛などの臨床症状が出現しにくいこと、周囲の静脈壁との接触部位が少ないため膝の屈曲などで血栓がちぎれた場合、容易に塞栓化しやすいことなどから、広範性PTEを引き起こす危険性が極めて高い。以上のことからヒラメ筋静脈血栓はPTE予防の観点において重要である。臨床においては、長期臥床時におけるヒラメ筋静脈血栓の発生予防とともに、発生した場合、血栓の中枢側への進展を予防することが重要である。

ヒラメ筋静脈灌流路

ヒラメ筋静脈血栓は静脈の灌流路に沿って中枢側に進展する。ヒラメ筋静脈の最大分枝である中央枝は膝窩の近くで腓骨静脈に合流し、続いて腓骨静脈が後脛骨静脈と合流して膝窩静脈へと灌ぐ。この経路をヒラメ筋静脈灌流路と呼び、PTE例における静脈血栓の検出率が高い。同じ下腿静脈でも、ヒラメ筋静脈灌流路に交わらず直接膝窩静脈に灌ぐ腓

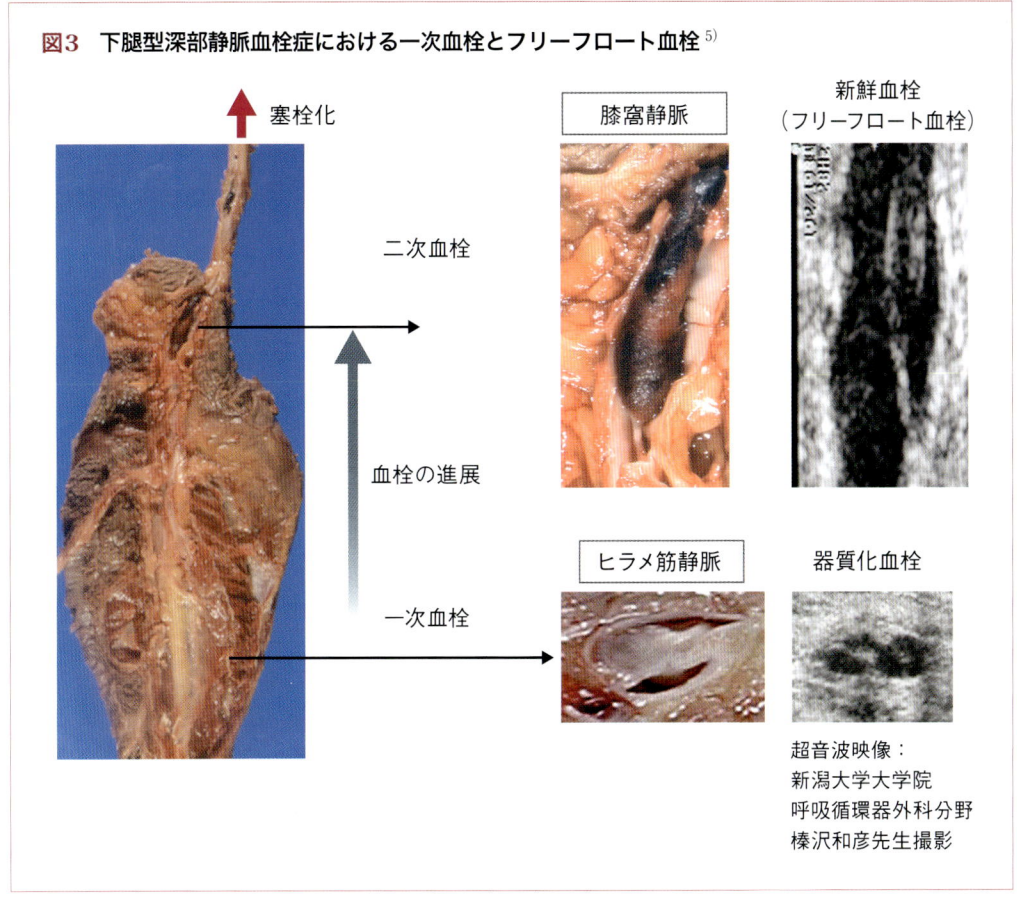

図3 下腿型深部静脈血栓症における一次血栓とフリーフロート血栓[5]

腹筋静脈と前脛骨静脈では、PTE例での静脈血栓の検出率が低い[7]。このことから、ヒラメ筋静脈の中枢側への進展を予防する際には、ヒラメ筋静脈灌流路の検索が重要となる。

PTEによる突然死の予防の立場からみたDVT予防のストラテジー

　これまで述べてきた病理学的特徴を踏まえ、PTE予防の観点からみたDVTの予防のポイントは以下にまとめることができる。①まず血栓発生源となるヒラメ筋静脈の観察および危険因子である血流うっ滞の予防を試みることが、初期予防として重要である。②ヒラメ筋静脈に血栓が発生した場合には、早期に治療を開始することと、ヒラメ筋静脈灌流路を経由した中枢側への血栓の進展を予防する必要がある。③さらに、致死性PTEの最終的な血栓塞栓子の供給源となる大腿部の二次血栓（フリーフロート血栓）を見逃さないことが二次予防として重要である。同時に、PTE発症によって発見された事例においては、まずは重篤な塞栓子の供給源となり得る中枢側の静脈血栓のスクリーニングを優先する。

　PTEは発症すれば致死率の高い疾患であると同時に、早期の予防法、治療法が提案されているという特異な疾患であり、不幸な突然死の予防のためにもVTEの病態を踏まえた効果的なDVT予防策が求められる。

●この項のポイント

1. 肺血栓塞栓症の9割が下肢深部静脈血栓を塞栓源とする。
2. 入院患者における下肢深部静脈血栓の多くが血流うっ滞を契機とした下腿型深部静脈血栓である。
3. 下腿静脈血栓はヒラメ筋静脈を主たる血栓発生源とする。
4. ヒラメ筋静脈から灌流路を経て中枢側に進展した二次血栓（フリーフロート血栓）が致死性肺血栓塞栓症の塞栓源となりやすい。
5. 致死性肺血栓塞栓症の水際の予防としては、致死性塞栓子となる中枢側のフリーフロート血栓のスクリーニングが重要であり、整形外科入院患者全般における静脈血栓塞栓症の初期予防としては、初期病巣となるヒラメ筋静脈血栓の形成予防が重要である。

（呂　彩子）

文　献

1) 呂彩子, 景山則正, 福永龍繁. 法医解剖例にみる整形外科領域の静脈血栓塞栓症. 骨・関節・靱帯 2007;20:1217-23.
2) Ota M, Nakamura M, Yamada N, Yazu T, Ishikura K, Hiraoka N, Tanaka H, Fujioka H, Isaka N, Nakano T. Prognostic significance of early diagnosis in acute pulmonary thromboembolism with circulatory failure. Heart Vessels 2002;17:7-11.
3) Ro A, Kageyama N, Tanifuji T, Fukunaga T. Pulmonary thromboembolism: Overview and update from medicolegal aspects. Legal Med (Tokyo) 2008;10: 57-71.
4) 呂彩子, 景山則正. 致死性肺血栓塞栓症. In：別冊日本臨牀・新領域別症候群シリーズ・呼吸器症候群（第2版）Ⅱ：その他の呼吸器疾患を含めて. 大阪：日本臨牀社；2009. p.324-9.
5) 呂彩子, 景山則正. 病理からみた深部静脈血栓症. In：佐藤洋, 遠田栄一編. Medical Technology別冊・超音波エキスパート6・下肢静脈疾患と超音波検査の進め方：いかに深部静脈血栓症・下肢静脈瘤をエコーで診るか. 東京：医歯薬出版；2006. p.17-25.
6) 宇治橋善勝, 棟方伸一, 狩野有作. 下肢静脈エコー：ヒラメ筋静脈血栓の評価. 臨床病理 2007;55:149-58.
7) Kageyama N, Ro A, Tanifuji T, Fukunaga T. The significance of the soleal vein and its drainage veins in cases of massive pulmonary thromboembolism. Ann Vasc Dis 2008;1: 35-9.
8) 景山則正, 呂彩子, 福永龍繁. 下腿静脈の走行および構造と深部静脈血栓の関係. Vascular Lab 2005;2: 266-9.
9) Labropoulos N, Kang SS, Mansour MA, Giannoukas AD, Moutzouros V, Baker WH. Early thrombus remodelling of isolated calf deep vein thrombosis. Eur J Vasc Endovasc Surg 2002;23:344-8.

2 | インフォームドコンセントに役立つ肺血栓塞栓症の疫学

> 周術期肺血栓塞栓症の発症率が高いのは、下肢・股関節および脊椎手術である。これに高齢、肥満という因子が加われば発症リスクはさらに高まり、長期臥床が加われば重症化のリスクが高まる。また、予防実施時期は同じ下肢・股関節手術でも、変形性膝関節症や変形性股関節症あるいは大腿骨骨折といった疾患ごとに考える必要がある。

はじめに

周術期肺血栓塞栓症（周術期PTE）の予防を行う場合には、インフォームドコンセントが必要であるが（第2章4参照）、その際、患者に情報を提供し、理解を得るに当たって、疫学的データの提示は有用である。そこで本項では、日本麻酔科学会が発表してきたわが国における周術期PTEに関するデータを紹介する。

周術期肺血栓塞栓症の頻度 [1]

日本麻酔科学会調査の2002年から2004年までの結果によれば、周術期全体のPTE発症頻度は、手術1万症例当たり3.62～4.76例であり [2,3]、これはおよそ手術2,100～2,700症例当たりに1例発症している計算となる。しかし、この発症率は症状・兆候の認められた症候性PTE症例のデータが中心であり、未診断のものや見過ごされたものを考慮すれば、この数字はおそらく過小評価であろう。したがって、実際には少なくとも手術2,000症例当たりに1例以上の頻度が見込まれるといえよう。

手術部位別にみた相対危険度 [1]

手術部位別に周術期PTE発症率（1万症例当たり）をみてみると、「股関節・四肢（末梢血管を含む）」が7.48例と最も高く、次いで「脊椎」手術の6.30例であり [2,3]、他の開腹手術などと比べてみても、整形外科領域での手術部位で周術期PTE発症率が高い（**表1**）。ちなみにここでいう「股関節・四肢」の手術には上肢の手術および末梢血管の手術が含まれるが、その割合は3％にも満たないため、ほとんどの症例は「下肢・股関節」の手術と考えて差し支えない。

では、どの手術がどれだけの危険度を有するのであろうか。比較対照研究ではないので精確な相対危険度の算出は不可能であるが、これらを検討するために、手術区分間での比較を行った。基準となる手術区分には、比較的侵襲の少ない鼠径ヘルニア根治術や経尿道的前立腺切除術、乳房温存切除術などに代表される「胸壁・腹壁・会陰」を選び、それに

表1　周術期PTE発症率と相対危険度（文献1より改変引用）

手術区分	発症率	RR	[95% CI]
胸壁・腹壁・会陰	1.57	1.0	
開頭	4.87	3.1	[2.2〜4.4]
開腹	5.32	3.4	[2.6〜4.3]
脊椎	6.30	4.0	[2.9〜5.6]
股関節・四肢	7.48	4.8	[3.7〜6.1]

手術区分：日本麻酔科学会「麻酔関連偶発症例調査」の「手術区分」に基づく。
発症率：1万症例に対する周術期PTE発症例数
RR：「胸壁・腹壁・会陰」を1とした場合の「手術区分」の相対危険度

対する相対危険度を概算すると、「開腹」は3.4、「脊椎」は4.0、「股関節・四肢」は4.8であった（**表1**）。この数値は、今後手術を受ける患者側へ「周術期PTEの予防がいかに必要か」という説明を行うに際し、ひとつの指標となるであろう。

高齢と肥満[1]

　年齢区分で発症例数が最も多いのは「66〜85歳」の高齢者であるが、各手術例数で除した発症率でみると、「86歳以上」の超高齢者の手術で最も発症率が高いことがわかる[2,3]（**図1**）。

　次に、「19〜65歳」の中年齢層と高齢者とを比較して、その相対危険度を求めると、「66〜85歳」の高齢者2.0［95％CI：1.8〜2.2］、「86歳以上」の超高齢者は2.2［95％CI：1.6〜2.9］となり、中年齢層に比べて、2倍以上高くなることがわかる。

　さらに年齢区分でみられる周術期PTEのもうひとつの特徴は、死亡率である（**図2**）。86歳以上の超高齢者では死亡率は36.5％となり、他の年齢層と比較して有意に高いことがわかる。高齢になれば、心血管系の基礎疾患合併者も多く、また心肺系予備能も低い。したがってPTEを発症した場合、若年者に比べ、救命することは容易でない。このことからも特に高齢患者では、周術期PTEを未然に防ぐことの重要性がわかる。

　日本麻酔科学会の調査の中で「高齢」以外で認められた危険因子のうち、多く認められたのは、「肥満（BMI 25以上）」が35.9％、次いで「悪性腫瘍」34.2％、「長期臥床」27.7％であった[2,3]。このうち「肥満」を年齢別に細かく分けてみてみると、男性では20〜40歳代、女性では20〜50歳代で、周術期PTE症例における肥満率が、一般人口のそれより明らかに高く、さらに女性の20〜40歳代の症例中に占める肥満の割合は、一般人口のそれと比較して3倍以上高い事実が判明した（**図3**）。

　以上から、整形外科領域における周術期PTEの危険因子として、「高齢」と「肥満」は重要な位置づけにあるといえよう。

予後に寄与する因子[1]

　周術期PTE症例の中で、死亡に寄与する因子を解析した結果、80歳以上（オッズ比1.7［95％CI：1.1〜2.5］）、長期臥床（オッズ比1.5［95％CI：1.1〜2.1］、男性（オッズ比1.9

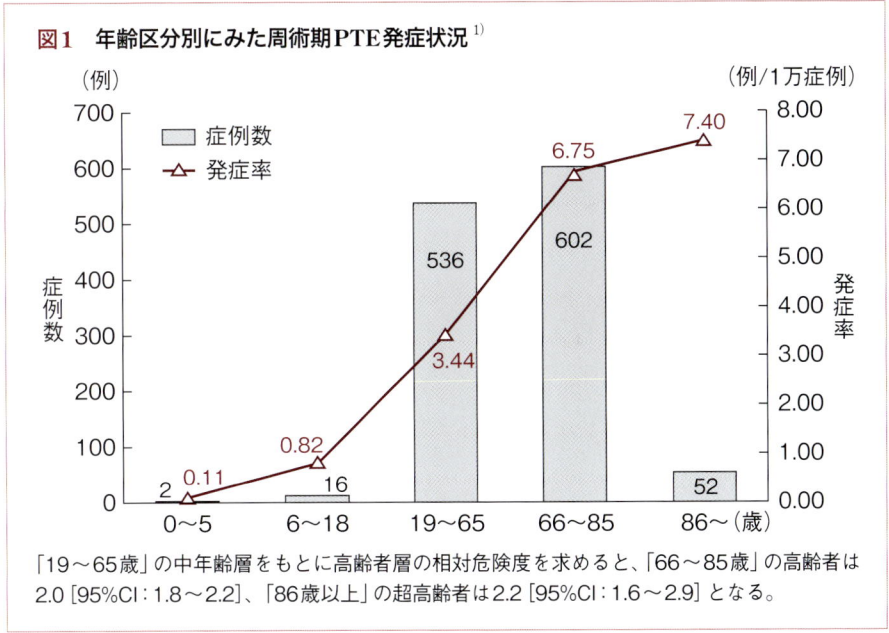

図1 年齢区分別にみた周術期PTE発症状況[1]

「19〜65歳」の中年齢層をもとに高齢者層の相対危険度を求めると、「66〜85歳」の高齢者は2.0［95％CI：1.8〜2.2］、「86歳以上」の超高齢者は2.2［95％CI：1.6〜2.9］となる。

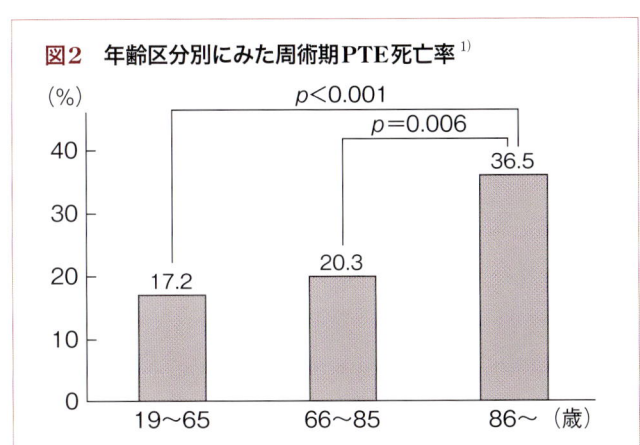

図2 年齢区分別にみた周術期PTE死亡率[1]

［95％CI：1.4〜2.5］）が主要な因子であった[1]。したがってインフォームドコンセント上、これらの症例に対しては「手術がうまくいってもPTEが発症した場合、生命に危険が及ぶ可能性」があり、そのためにも予防の必要性を十分に説明する必要がある。

発症時期の特徴と予防期間

　疾患別に周術期PTE発症時期を調べてみると、それぞれに特徴がある（図4）。そしてこのことから疾患・術式によって適切な予防時期が異なることがわかる[4]。たとえば、大腿骨骨折患者は術前・術中に発症の第一ピークがあることから術前からの予防が必要であり、変形性股関節症患者では術後経過日に伴って発症が増えていく点から、術後は2週間程度の予防が必要であると推察できる。また、変形性膝関節症では術後早期にピークを認

図3 一般人口と周術期PTE症例における肥満率の比較[1]

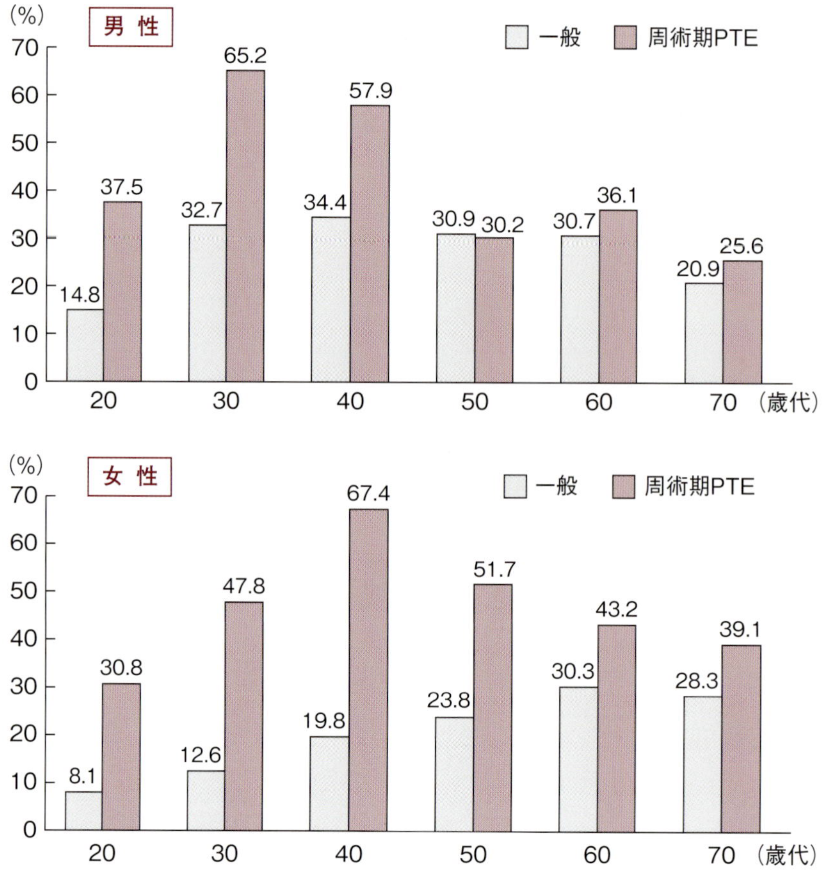

図4 疾患別にみたPTE発症時期の特徴（文献2より作成）

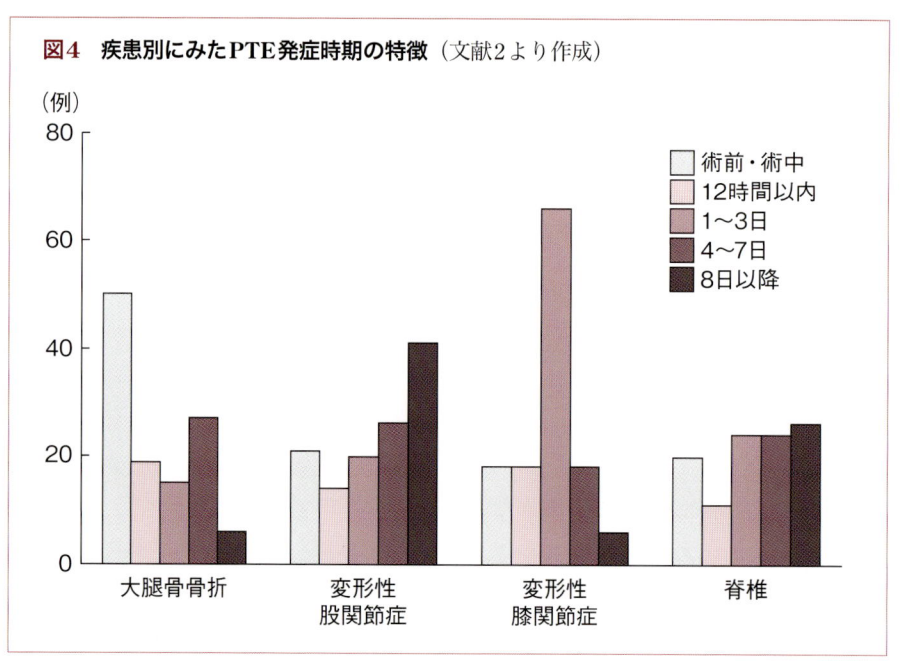

めることから、少なくとも術後1週間程度の予防は必要であるといえる。ただし、比較的頻度の高い脊椎手術に関する発症時期の細分析結果では、顕著な特徴はなく、手術侵襲や危険因子、臥床期間が異なることによるばらつきといえよう。術式に合わせて適切な予防期間を決定することで、より効果的な予防が期待できるが、これに個々の症例における付加危険因子などで、必要な予防期間が変わってくることも留意する必要がある。

おわりに

PTEを発症すれば約20％が死亡し、また蘇生・治療する際には相当の労力を必要とする。それと比較すれば予防は単純でかつ有用である。その予防を速やかに行う上でも、患者および家族への十分なデータ提示と適切な予防方法の選択が重要である。

●この項のポイント

1 周術期肺血栓塞栓症は少なくとも手術2,000例当たりに1例発症している。
2 体表面の手術に比べ「脊椎」は4.0倍、「股関節・四肢」は4.8倍リスクが高い。
3 中年齢層と比べ、高齢者は2.0倍、超高齢者は2.2倍リスクが高い。
4 発症時期の特徴として、大腿骨骨折は術前・術中、変形性膝関節症は術後1〜3日に多く、変形性股関節症は4日以降徐々に増加する傾向にある。

（黒岩政之）

文 献

1) 黒岩政之. 日本麻酔科学会周術期肺血栓塞栓症調査結果からの知見・教訓：(社)日本麻酔科学会肺塞栓症研究ワーキンググループ報告. 麻酔 2007;56:760-8.
2) 黒岩政之, 瀬尾憲正, 古家仁, 入田和男, 澤智博, 伊藤誠ほか. 2002年および2003年調査で認められた本邦における周術期肺血栓塞栓症の特徴：(社)日本麻酔科学会肺塞栓症研究ワーキンググループ報告. 麻酔 2006;55:365-72.
3) 黒岩政之, 古家仁, 瀬尾憲正, 入田和男, 澤智博, 伊藤誠ほか. 2004年周術期塞栓症発症調査結果からみた本邦における周術期肺血栓塞栓症発症頻度とその特徴：(社)日本麻酔科学会肺塞栓症研究ワーキンググループ報告. 麻酔 2006;55:1031-8.
4) 北口勝康, 瀬尾憲正, 黒岩政之, 中村真潮, 古家仁. (社)日本麻酔科学会周術期肺血栓塞栓症調査(2003年〜2005年)における主な整形外科手術別の解析. Ther Res 2008;29:654-6.

3 | 整形外科周術期における肺血栓塞栓症の予防
―薬物的予防法を中心に―

> 整形外科領域で近年発売されたエノキサパリンとフォンダパリヌクスは、日本人の信頼できるデータが存在する有効性の高い抗凝固薬であり、静脈血栓塞栓症リスクの高い下肢手術術後に適応がある。しかし、これらの薬剤は2%前後に大出血が発生する可能性があり、出血リスクの評価を行った上で適正に使用し、十分な観察が必要である。

薬物予防の位置づけ

(1) 予防的抗凝固療法の有効性

 肺血栓塞栓症（PTE）に対する予防的抗凝固療法の有効性は多くの臨床試験で確認されているが、その際の有効性評価は、主に深部静脈血栓症（DVT）の発生率で行われるのが普通であり、PTEの発症率では行われない。この理由には、DVTとPTEは一連の病態でありDVT発生率とPTE発症率がよく相関すること、検討に必要な症例数がDVTの場合は数十〜数百例規模であるのに比べPTEでは数千例規模になってしまうことがあげられる。したがってPTEの発症率で抗凝固療法の有効性を検討するにはメタ解析が必要となってくる。Collinsらが行ったメタ解析[1]では、70以上の無作為化試験を抽出し、その中から一般外科手術、泌尿器科手術、待機的整形外科手術、外傷の患者を対象として、ヘパリン群（7,307例）とコントロール群（6,777例）における致死性PTEおよび致死性出血の発生が比較検討された。ヘパリン群は、術前から術後1週あるいは離床までヘパリンが8〜12時間ごとに皮下投与された。その結果、致死性PTEの発症数はヘパリン群19例、コントロール群55例（$p<0.0001$）、致死性出血の発生数はそれぞれ8例、6例（有意差なし）であり、ヘパリン群は有意に致死性PTEを減らし、致死性出血は増やさなかった。

(2) 抗凝固療法の安全性

 一方、抗凝固療法の安全性は主に臨床検査値の異常や出血イベントの有無で評価される。出血のリスクが増加しない抗凝固薬はないので出血の評価は特に重要であり、大出血（致死性の出血、ヘモグロビンが2g/dL以上低下する出血、2〜4単位を超える輸血、重要臓器への出血、再手術を要する出血など）、臨床的に重要な出血（比較的大きな血腫、粘膜からの出血、肉眼的血尿、消化管出血など）、小出血（大出血にも臨床的に重要な出血にも該当しないすべての出血）などに分類して評価されることが多い。抗凝固療法の大出血発生率は2%前後であり、数百例規模の臨床試験で検討可能であるが、致死性出血の発生を比較する場合は、前述のメタ解析でも症例数が足りない。つまり、DVT、PTE、大出血それぞれのイベント発生率に応じて検討に必要な症例数が異なってくるため、臨床試験の規模によっては安全性の評価が不十分になり、有効性の結果のみが強調されてしまう場

合があるので、注意が必要である。

(3) 理学的予防法

　理学的予防法には、弾性ストッキング、間欠的空気圧迫法、静脈フットポンプがあり、多くの臨床試験において、DVTリスクを低下させることが示されている。しかし、抗凝固薬ほど大規模な検討は行われておらず、一般にDVTの予防効果は抗凝療法よりも低いとされ、特に整形外科の高リスク手術においてその傾向が強い[2]。また、PTEリスクを低下させることが証明されている理学的予防法はない。しかし、理学的予防法の最大の利点は、出血のリスクがないことであり、出血リスクの高い患者ではまず考慮すべき予防法である。弾性ストッキングは静脈血栓塞栓症（VTE）リスクのある患者すべてにおいて装着を検討すべきである。

(4) 抗血小板薬の予防効果

　アスピリンなどの抗血小板薬は、動脈硬化性疾患のある患者に対して血管イベントの発生を効果的に予防できるが、VTE予防効果は高くない。2000年に発表されたPulmonary Embolism Prevention (PEP) trial[3]では、4,088例の関節置換術患者と、13,356例の股関節骨折手術患者が5ヵ国でエントリーされ、前向きに1日160mgのアスピリンもしくはプラセボが35日間投与された。その結果、症候性VTE発症率は、関節置換術ではアスピリン群1.1％、プラセボ群1.4％（有意差なし）、股関節骨折ではアスピリン群1.6％、プラセボ群2.5％（$p=0.0003$）であった。アスピリンは、股関節骨折患者においてのみVTE予防効果が認められたが、同時に輸血や消化管出血などの出血リスクも増大した。アスピリンの単独使用は、他の予防法より効果が低く、他の抗血栓薬と併用した場合は出血リスクが増大するため、第8回American College of Chest Physicians (ACCP) ガイドライン[4]、International Consensus Statement (ICS)[5]では推奨されていない。しかし、American Academy of Orthopaedic Surgeons (AAOS) ガイドライン[6]では、主に出血リスクの高い関節置換術の患者に対して他の抗凝固薬と同等に推奨されている。つまり、アスピリンの使用については、海外においても未だ一定の見解は得られていない。

(5) 予防法の選択基準

　抗凝固療法は、有効性が高いためVTEリスクの高い整形外科下肢手術術後で有用であるが、適応は個々の患者の出血リスクも評価してはじめて決めることができる。高齢、低体重、腎機能障害、消化性潰瘍の既往などがあり出血リスクが高いと考えられる患者に対しては、その予防効果と出血リスクを比較して適応を決める。出血リスクが予防効果を上まわると判断された場合は、理学的予防法が第一選択となる。さらに、閉塞性動脈硬化症や糖尿病性ニューロパチーなどが存在し理学的予防法も施行しにくい症例に対しては、アスピリンの単独投与も検討する。さまざまな理由から予防を行わないという選択肢もありうるが、いかなる症例であっても早期離床および積極的下肢自動運動は可能な限り行わせる必要がある。

エノキサパリン

　エノキサパリン（商品名：クレキサン）は、平均分子量4500 Daの低分子量ヘパリンであり、食用ブタの腸粘膜から抽出された未分画ヘパリン（平均分子量15000 Da）を化学的に低分子量化してつくられる。未分画ヘパリンを低分子量化することによって、活性化凝固第X因子（Xa）選択性が向上し、半減期が長くなり（約4時間）、モニタリングが不要になり、ヘパリン起因性血小板減少症（HIT）が誘発されにくくなるなど、有効性・安全性・利便性が向上した[7]。エノキサパリンは、1987年にフランスで発売されてから20年以上が経過しており、低分子量ヘパリンの標準薬として世界で広く使われている。わが国では2008年の4月に発売された。

　国内で行われた臨床試験結果から標準用量（2000単位1日2回）における有効性をプラセボに対するVTEの相対リスク減少率で評価すると、人工股関節全置換術（total hip arthroplasty: THA）52％、人工膝関節全置換術（total knee arthroplasty: TKA）51％であり、安全性を大出血発生率で評価すると、THA：2.9％、TKA：3.1％であった[8]。

　エノキサパリンの適応手術はTHA、TKA、股関節骨折手術のみであるので注意が必要である。日本での標準用量（2000単位1日2回）は、北米の用量（3000単位1日2回）の2/3に相当し、日本人の体格を考えると安全性に配慮された用量といえる。クレアチニンクリアランスが30 mL/min未満、あるいはHITの既往がある患者は使用禁忌となっている。初回投与は術後24時間が経過し出血がないことを確認してから行い、十分な歩行が可能となるまで継続投与する。投与期間の目安は1～2週間と考えられるが、出血リスク、原疾患、手術内容、医療技術、リハビリテーションの進行状況、入院期間などを総合的に考慮して投与期間を決める。過量投与あるいは出血の際に抗凝固作用を急速に中和する必要がある場合は硫酸プロタミンの投与を行うが、その中和効果は完全ではない（最大60％）[9]。エノキサパリンの半減期は比較的短いので、投与中止と十分な観察、圧迫などの止血処置、凝固因子（新鮮凍結血漿など）の投与などを並行して行う。硬膜外麻酔とエノキサパリンとの併用は硬膜外血腫を誘発する危険性があり、エノキサパリン投与開始の2時間前までに硬膜外チューブを抜去することが望ましい（表1）。

フォンダパリヌクス

　フォンダパリヌクス（商品名：アリクストラ）は、分子量1728 Daのペンタサッカライドであり[10]、完全化学合成でつくられる。作用機序は、アンチトロンビンを介して選択的にXaを阻害する。このペンタサッカライド構造は生物由来のヘパリン製剤にも含まれているため、ヘパリン製剤にもアンチトロンビンを介してXaを阻害する作用がある。しかし、ヘパリン製剤とフォンダパリヌクスの違いは、ヘパリン製剤が同時にその長い側鎖によってトロンビンまで阻害してしまう点である[11]。Xaは凝固カスケードにおいてトロンビンの一段階上流に位置しているため、Xa選択性の高い抗凝固薬のほうが効率よく抗血栓効果が得られると考えられている。抗Xa/抗IIa活性比は、未分画ヘパリン1：1、エノキサ

表1 エノキサパリンとフォンダパリヌクスの比較

一般名	エノキサパリン	フォンダパリヌクス
商品名	クレキサン	アリクストラ
分類	低分子量ヘパリン	Xa阻害薬
分子量	平均4500 Da	1728 Da
原材料	食用ブタの腸粘膜	完全化学合成
抗Xa/抗Ⅱa活性比	4：1	7400：1
標準用量、用法	2000単位 1日2回 皮下注	2.5 mg 1日1回 皮下注
剤形の種類	2000単位シリンジ	2.5 mg、1.5 mgシリンジ
適応手術	THA、TKA、股関節骨折手術	VTEリスクが高いと考えられる整形外科の下肢手術
半減期	約4時間	約17時間
中和剤	硫酸プロタミン	知られていない
腎障害時の対応	Ccr＜30 ……… 投与禁忌 30≦Ccr≦50 …慎重投与 （2000単位1日1回投与も許容される）	Ccr＜20 ……… 投与禁忌 20≦Ccr≦30…1.5 mgを使用 30≦Ccr≦50…出血リスクが高い場合は1.5 mgを使用

Xa：活性化凝固第X因子　Ⅱa：トロンビン　Ccr：クレアチニンクリアランス（mL/min）

パリン4：1、フォンダパリヌクス7400：1である[7,12)]。フォンダパリヌクスは、HIT抗体との交差反応性を認めないことから、HITを誘発することはないとされている。フォンダパリヌクスを皮下投与した場合の半減期は約17時間であり、拮抗薬は知られていない。

国内で行われた臨床試験結果から標準用量（2.5 mg 1日1回）における有効性をプラセボに対するVTEの相対リスク減少率で評価すると、THA：78％、TKA：75％であり、エノキサパリンより高い有効性を示した。また、安全性を大出血発生率で評価すると、THA：2.5％、TKA：1.2％であった[13)]。安全性に関しては、どちらの薬剤も2％前後に大出血が発生するといった認識でよい。

フォンダパリヌクスは、2002年に米国で発売された新しい薬であり、わが国では2007年6月に発売された。適応手術はVTEリスクの高い整形外科下肢手術であり、THA、TKA、股関節骨折手術に限らず、骨折、骨切り術、関節鏡などすべての下肢手術でVTEリスクが高いと判断された場合に適応となる。詳しくは日本整形外科学会から出された会告[14)]あるいは「日本整形外科学会 静脈血栓塞栓症予防ガイドライン」[15)]に記載されている。2008年5月にはVTEリスクの高い腹部外科手術についても適応が追加された。

フォンダパリヌクスの標準用量2.5 mgは欧米と同用量であるので、低体重（たとえば50 kg未満）や高齢（たとえば80歳以上）の患者では1.5 mgを選択するほうが出血の危険性を軽減できると考えられる。また、クレアチニンクリアランス20 mL/min未満の患者では使用禁忌、20～30 L/minあるいは30～50 L/minの患者で出血リスクが高いと考えられる場合は1.5 gを使用するように、添付文書で指示されている。初回投与のタイミング、投与

期間、硬膜外麻酔との併用についてはエノキサパリンと同様の処置・注意が必要である。過量投与あるいは出血の際は、症状に応じた止血処置と凝固因子（新鮮凍結血漿など）の投与が必要になる（**表1**）。

　フォンダパリヌクスの発売6ヵ月時点での市販直後調査[16]では、推定使用患者数23,000例で62件の重篤な副作用が報告されている。用量別に検討すると、2.5 mg製剤が55件で0.29％の発生率であるのに比べ1.5 mg製剤は7件で0.18％であり、2.5 mg製剤のほうが副作用は多い傾向にあったが、臨床試験での大出血発生率2％と比べると低率であった。重篤な副作用のほとんどが出血であり、部位としては創部が33件と最も多く、ついで消化管が11件であった。また、残念ながら小腸出血と小脳出血を発症した2例が死亡した。

おわりに

　抗凝固療法は他の予防法より有効性が高いが、少ないながらも一定の頻度で出血が起こることを忘れてはならない。高齢、低体重、腎機能障害などがある患者に対する適応は慎重に検討し、消化性潰瘍の既往があったり消炎鎮痛薬を服用している患者にはH_2ブロッカーを最初から併用するほうがよいのかもしれない。重篤な出血が発生した場合に予後を左右する因子は、出血部位、凝固因子の補充、適切な止血、十分な補液あるいは輸血である。特にフォンダパリヌクスは半減期が長く中和剤がないため、凝固因子の補充は必須であり、新鮮凍結血漿（5パックが目安）をできる限り早期に投与する。

●この項のポイント

1　フォンダパリヌクスとエノキサパリンは有効性の高い抗凝固薬であり、静脈血栓塞栓症リスクの高い下肢手術術後に適応がある。
2　これらの薬剤は、2％前後に大出血が発生する可能性があり、出血リスクの評価を行った上で適正に使用し、十分な観察が必要である。
3　高齢、低体重、腎機能障害、消化性潰瘍の既往などがある患者に対する適応は慎重に検討し、用量を減らすなどの配慮が必要である。
4　重篤な出血が発生した場合は、薬剤の投与中止、適切な止血処置、凝固因子の投与、十分な補液あるいは輸血を速やかに行う。

（藤田　悟）

文　献

1) Collins R, Scrimgeour A, Yusuf S, Peto R. Reduction in fatal pulmonary embolism and venous thrombosis by perioperative administration of subcutaneous heparin. Overview of results of randomized trials in general, orthopedic, and urologic surgery. N Engl J Med 1988;318:1162-73.
2) Geerts WH, Heit JA, Clagett GP, Pineo GF, Colwell CW, Anderson FA Jr, et al. Prevention of venous thromboembolism. Chest 2001;119:132s-75s.

3) Pulmonary Embolism Prevention (PEP) trial collaborative group. Prevention of pulmonary embolism and deep vein thrombosis with low dose aspirin: Pulmonary Embolism Prevention (PEP) trial. Lancet 2000;355:1295-302.
4) Geerts WH, Bergqvist D, Pineo GF, Heit JA, Samama CM, Lassen MR, et al. Prevention of venous thromboembolism: American College of Chest Physicians Evidence-Based Clinical Practice Guidelines (8th ed). Chest 2008;133:381s-453s.
5) Nicolaides A, Fareed J, Kakkar AK, Breddin HK, Goldhaber SZ, Hull R, et al. Prevention and treatment of venous thromboembolism. International Consensus Statement (guidelines according to scientific evidence). Int Angiol 2006;25:101-61.
6) The American Academy of Orthopaedic Surgeons. American Academy of Orthopaedic Surgeons clinical guideline on prevention of symptomatic pulmonary embolism in patients undergoing total hip or knee arthroplasty. http://www.aaos.org/Research/guidelines/PE_summary.pdf
7) 藤田悟. 新しい低分子量ヘパリン：エノキサパリンナトリウム. In：櫻川信男, 上塚芳郎, 和田英夫編. 抗凝固薬の適正な使い方 (第2版). 東京：医歯薬出版；2008. p.344-9.
8) Fuji T, Ochi T, Niwa S, Fujita S. Prevention of postoperative venous thromboembolism in Japanese patients undergoing total hip or knee arthroplasty: two randomized, double-blind, placebo-controlled studies with three dosage regimens of enoxaparin. J Orthop Sci 2008;13:442-51.
9) Massonnet-Castel S, Pelissier E, Bara L, Terrier E, Abry B, Guibourt P, et al. Partial reversal of low molecular weight heparin (PK10169) anti-Xa activity by protamine sulfate: in vitro and in vivo study during cardiac surgery with extracorporeal circulation. Haemostasis 1986;16:139-46.
10) 藤田悟. 静脈血栓塞栓症に対する最新の薬物的予防法：フォンダパリヌクス. 骨・関節・靱帯 2007;20: 1253-7.
11) Wong NN. Fondaparinux: a synthetic selective factor-Xa inhibitor. Heart Dis 2003;5:295-302.
12) 丸山征郎. Xa阻害薬の安全性と副作用をみる. In：池田康夫, 丸山征郎, 坂田洋一編. Xa阻害薬のすべて. 東京：先端医学社；2007. p.204-11.
13) Fuji T, Fujita S, Ochi T. Fondaparinux prevents venous thromboembolism after joint replacement surgery in Japanese patients. Int Orthop 2008;32:443-51.
14) 会告：アリクストラ使用上の注意について. 日整会誌 2007;81:846-7.
15) 日本整形外科学会肺血栓塞栓症/深部静脈血栓症(静脈血栓塞栓症)予防ガイドライン改訂委員会編. 日本整形外科学会静脈血栓塞栓症予防ガイドライン. 東京：南江堂；2008.
16) グラクソ・スミスクライン株式会社. アリクストラ皮下注1.5mg・2.5mg市販直後調査最終報告. 2008.

4 | 肺血栓塞栓症の診断と治療
―疑診段階からの経時的措置―

> 整形外科では肺血栓塞栓症の高リスクに該当する患者が多く、他の診療科に比べ、本症に遭遇する機会も多いといえる。本症は早期診断治療が明らかに予後を改善し、逆に発症早期に診断できていないと再発などにより不幸な転帰に繋がりかねない。早期に診断するためには普段から常に疑いの目をもつことが重要であり、本項ではどういった症例に疑いをもち、いかに診断治療を行うべきかを概説した。

肺血栓塞栓症の診断

　肺血栓塞栓症（PTE）の診断には、臨床症状、身体所見、危険因子の有無、発症のきっかけなどから、とにかく疑いをもつことが重要である。たとえば、原因不明の呼吸困難、胸痛、頻脈、頻呼吸、経皮的酸素飽和度（SpO_2）低下などをみた場合にはPTEを疑ってみることである。こうして疑いをもった後の診断手順としては、患者の状態が許せば、一般的には簡便なスクリーニング検査から行い、さらに必要に応じた確定診断検査を行う。しかし、重症例ではこの限りでなく、PTEが強く疑われる場合には、心エコーと静脈エコーを行った上で、造影CTや肺動脈造影で診断したり、循環虚脱や心停止直後例では、まず経皮的心肺補助装置を導入した後に確定診断する場合もありうる（**図1**）[1]。

（1）症状と身体所見

　主要症状は呼吸困難と胸痛である（**表1**）[2]。特に呼吸困難は高頻度に認められ、原因が明らかでない突然の呼吸困難で発症し危険因子を有する症例では、PTEは常に鑑別疾患のひとつとして疑わなければならない。そのほかにみられる症状として、失神、咳嗽、血痰、動悸、喘鳴、冷汗、不安感などがある。

　身体所見は頻呼吸、頻脈が高頻度に認められる。ショックや低血圧を呈することもある。肺高血圧に伴いⅡ音肺動脈成分の亢進や傍胸骨拍動を認めることがある。右心不全をきたせば頸静脈怒張が出現し、右心性Ⅲ音、Ⅳ音を聴取する。気管支攣縮によるwheeze、rhonchiや、肺梗塞を合併すれば胸膜摩擦音や湿性ラ音を聴取することもある。深部静脈血栓症（DVT）に起因する身体所見としては下腿浮腫、calf tenderness、Homans徴候などがある。

　発症のきっかけとしては、安静解除後の最初の歩行時・排便排尿時、体位変換時があげられ、術後のリハビリ開始時や最初の歩行時には注意が必要である。

（2）スクリーニング検査

　以下のスクリーニング検査のみで確定診断を下すことはできないが、簡便な検査法で他

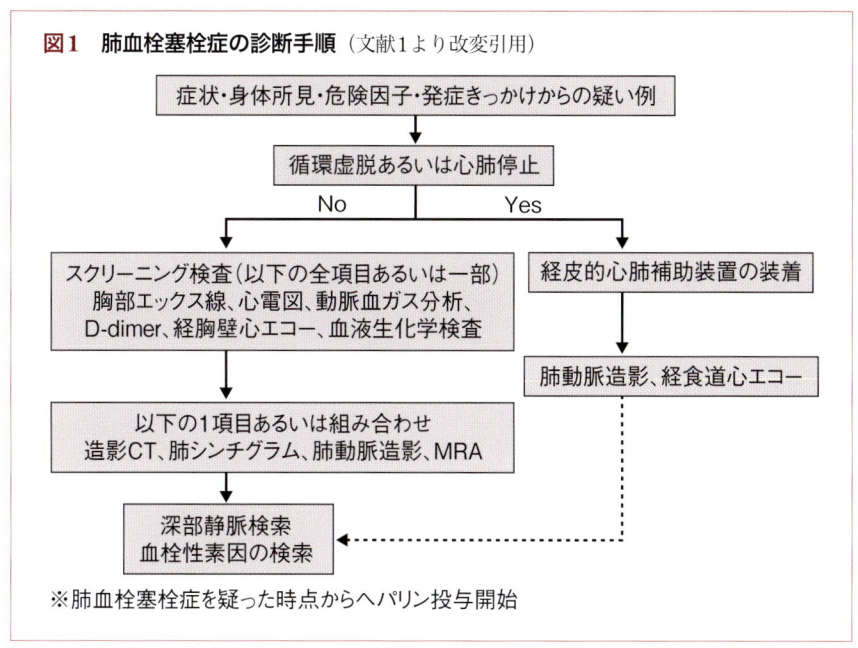

図1 肺血栓塞栓症の診断手順（文献1より改変引用）

表1 急性肺血栓塞栓症の症状
（肺塞栓症研究会共同研究）[2]

症状	例数	(%)
呼吸困難	205	(73%)
胸痛	141	(53%)
不安感	68	(31%)
冷汗	68	(31%)
失神	62	(27%)
動悸	59	(26%)
発熱	29	(13%)
咳嗽	33	(15%)
血痰	13	(6%)

n＝309

疾患（心不全、心筋梗塞、狭心症、肺炎、胸水貯留、気胸、無気肺など）の鑑別とPTE診断の補助的情報を得ることでより疑いを強めることが主な目的である。確定診断は次に述べる造影CT、肺シンチグラフィー、肺動脈造影などで下すことになる。

① 胸部エックス線（図2）

肺門部肺動脈拡張と末梢肺血管陰影の消失（Westermark's sign）、knuckle sign、横隔膜挙上、心拡大といった所見がみられることがある。肺梗塞を伴う症例では、梗塞部位に一致した肺炎様陰影やHampton's hump（胸膜側を底辺とし肺門方向を頂点とした三角形に似た浸潤影）、さらには胸水などがみられることが多い。

② 心電図（図3）

最も頻度が高いとされるのは、右側胸部誘導（V_1〜V_4）での陰性T波で、そのほかにも、$S_I Q_{III} T_{III}$（I誘導での深いS波、III誘導でのQ波と陰性T波）、右脚ブロック、軸偏位、非特異的なST-T変化、洞性頻脈、心房細動、肺性P波などが認められることがある。しかし、

図2　急性肺血栓塞栓症の胸部エックス線所見

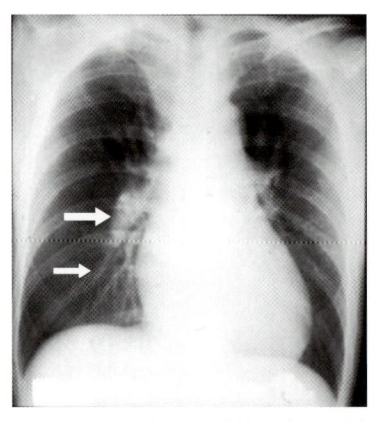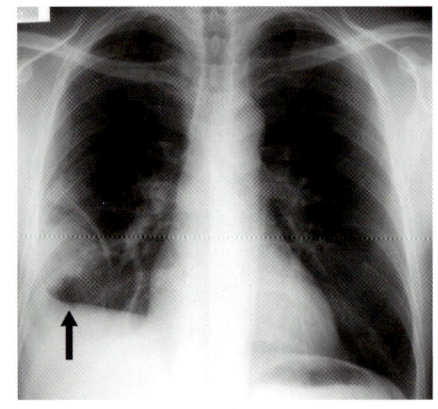

左：右肺門部肺動脈拡張（矢印大）と末梢肺血管陰影の急激な狭小化（矢印小、Westermark's sign）がみられる。
右：肺梗塞合併例、Hampton's hump（矢印）がみられる。

図3　広汎型肺血栓塞栓症の典型的な心電図

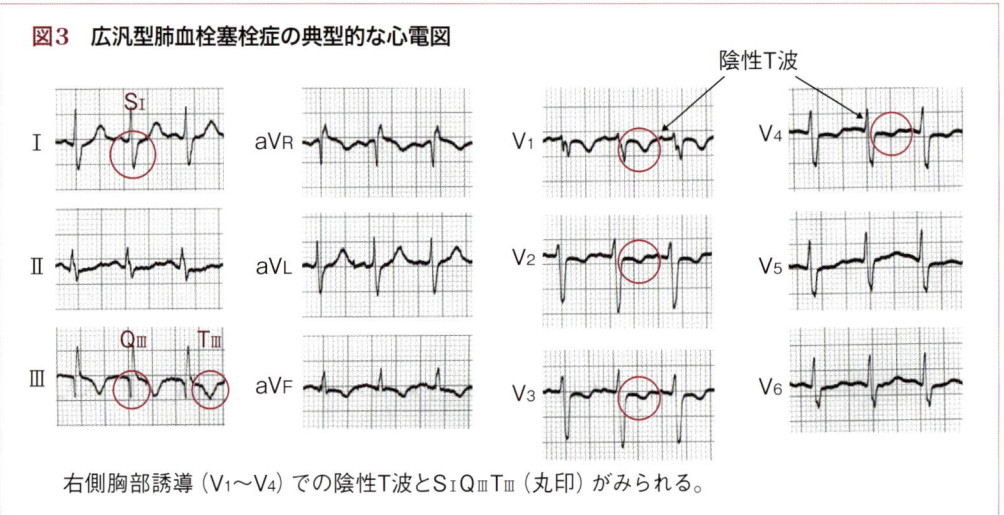

右側胸部誘導（V_1〜V_4）での陰性T波と$S_IQ_{III}T_{III}$（丸印）がみられる。

これらの所見がなくても否定はできない。

③ D-dimer測定

　安定化フィブリンの最終分解産物であるD-dimerは他の原因でも上昇するため、D-dimer高値をもってPTEの診断を下すことは困難である。しかし、低いカットオフ値を設定することにより、正常値を呈した症例では高い感度と陰性的中率でPTEを否定できることより、除外診断法として有用である[3〜5]。

④ 動脈血ガス分析所見、経皮的酸素飽和度（SpO_2）

　多くの場合、PaO_2と$PaCO_2$の低下、$A-aDO_2$の開大が認められるが、正常例も少なからず存在するため、正常値の場合でも否定することはできない。また、術中や術直後に、それまで正常であったSpO_2が低下したことをきっかけに診断される例も多く、突然のSpO_2

図4 下肢静脈エコー（Bモード圧迫法）

血栓（−）
血栓（＋） 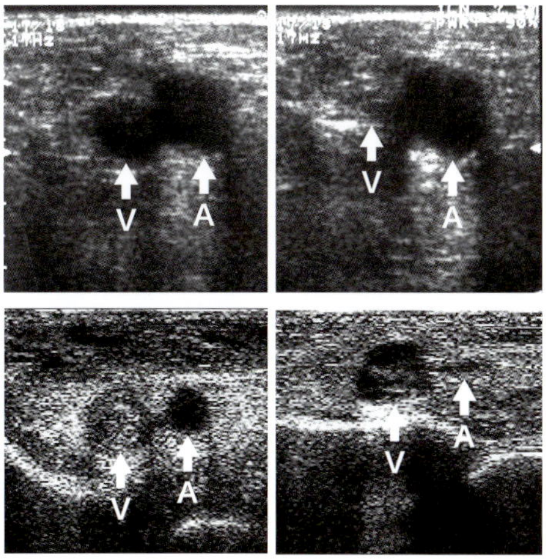
圧迫なし　　圧迫時

上段に示したごとく血栓のない静脈では、プローベによる軽い圧迫で静脈(V)内腔は完全に虚脱するのに対して、下段に示したごとく静脈血栓が存在すると、内腔内には血栓によるエコー輝度が認められ、動脈(A)が変形するほどの強い圧力をかけても静脈内腔は消失しない。

低下をみた場合には、喀痰による気道閉塞や無気肺など他の原因とともにPTEを疑うべきである。

(3) 超音波（エコー）検査

経胸壁心エコーは診断のみならず重症度判定や予後推定にも有用であり、PTEを疑った場合に強く推奨される検査法である。右室の拡張、壁運動異常（McConnell徴候：右室自由壁中央部の壁運動が低下するのに対し、右室心尖部と心基部の動きは正常あるいは過収縮）[6]、心室中隔の平坦化や奇異性運動、三尖弁閉鎖不全から求めた圧較差上昇などがみられる。また、心腔内や肺動脈内の浮遊血栓が描出できれば直接診断に繋がる。

経食道心エコーは、気管内挿管中の重症例においては肺動脈中枢側の血栓塞栓を描出することで迅速診断が可能である。

下肢静脈エコーは、ベッドサイドで簡便に繰り返して検査可能である。静脈血栓が認められればPTEの可能性が高まるだけでなく、再発リスクの評価も可能である（図4）。

(4) 造影CT（図5）

多列検出器型（multidetector）CTの開発進歩に伴い、中枢側肺動脈の血栓はもちろん、葉動脈や区域支動脈レベルの血栓の描出も十分可能となった[7]。また、同時に下肢、骨盤、腹部の静脈の残存血栓の有無を検索できるため、PTEの確定診断に使用される頻度が高まっている。

(5) 肺シンチグラフィー（換気、血流）

典型的な所見は、塞栓による閉塞血管の灌流領域に一致した胸膜面を底辺とし、肺門部を頂点とする楔状血流欠損と同部位の換気が正常、いわゆる換気血流ミスマッチ所見であ

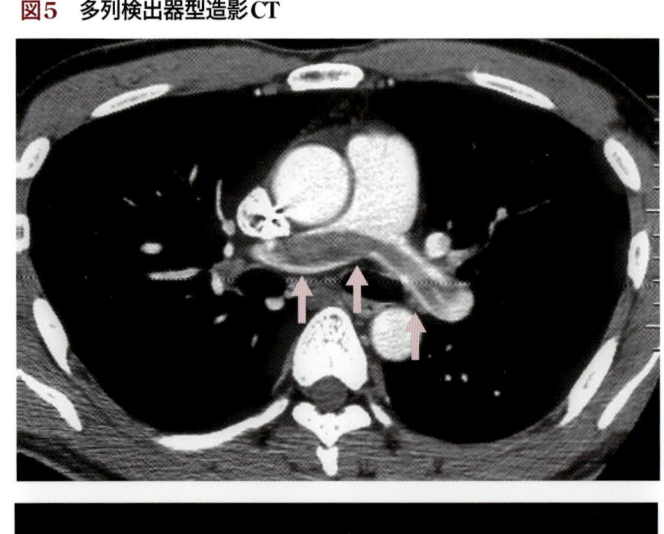
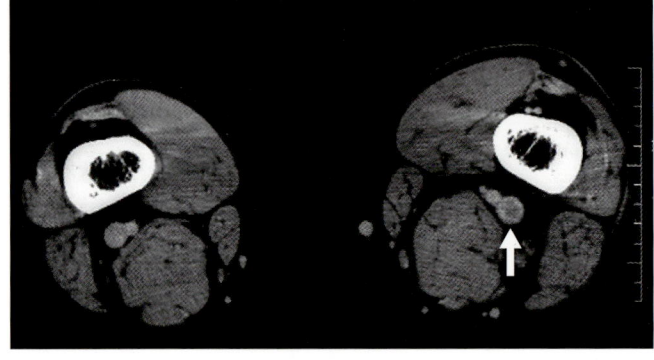

図5 多列検出器型造影CT

上段:肺動脈レベル　両側主肺動脈に騎乗血栓を認める(矢印)。
下段:大腿レベル　左側大腿静脈内に血栓像を認める(矢印)。

る。血流シンチグラフィーでの血流欠損は塞栓以外の原因でも生じるため、胸部エックス線や換気シンチグラフィーなどを併用して肺実質病変や胸水などとの鑑別が必要である。

(6) 肺動脈造影

　造影欠損(filling defect)や血流途絶(cut-off sign)といった所見がみられる。本検査は、現在でも確定診断のゴールドスタンダードであるが、最近は他の非侵襲的診断方法の診断能の向上や、本検査が診断後に施行される治療の際の穿刺部位からの出血の原因になりうることなどから、診断のみを目的とする場合には必ずしも必要とされなくなっている。

肺血栓塞栓症の治療

　PTEでは早期診断と早期治療が予後を大きく改善するため、早い段階で的確に診断を下し、**表2**に示す重症度に応じた適切な治療を迅速に行うことが重要である(**図6**)[1]。

表2 急性肺血栓塞栓症の臨床重症度分類

	血行動態	心エコー上右心負荷
Cardiac arrest, Collapse	心停止あるいは循環虚脱	（＋）
Massive（広汎型）	不安定 ショックあるいは低血圧（定義：新たに出現した不整脈、脱水、敗血症によらず、15分以上継続する収縮期血圧＜90mmHgあるいは＞40mmHgの血圧低下）	（＋）
Submassive（亜広汎型）	安定（上記以外）	（＋）
Non-massive（非広汎型）	安定（上記以外）	（－）

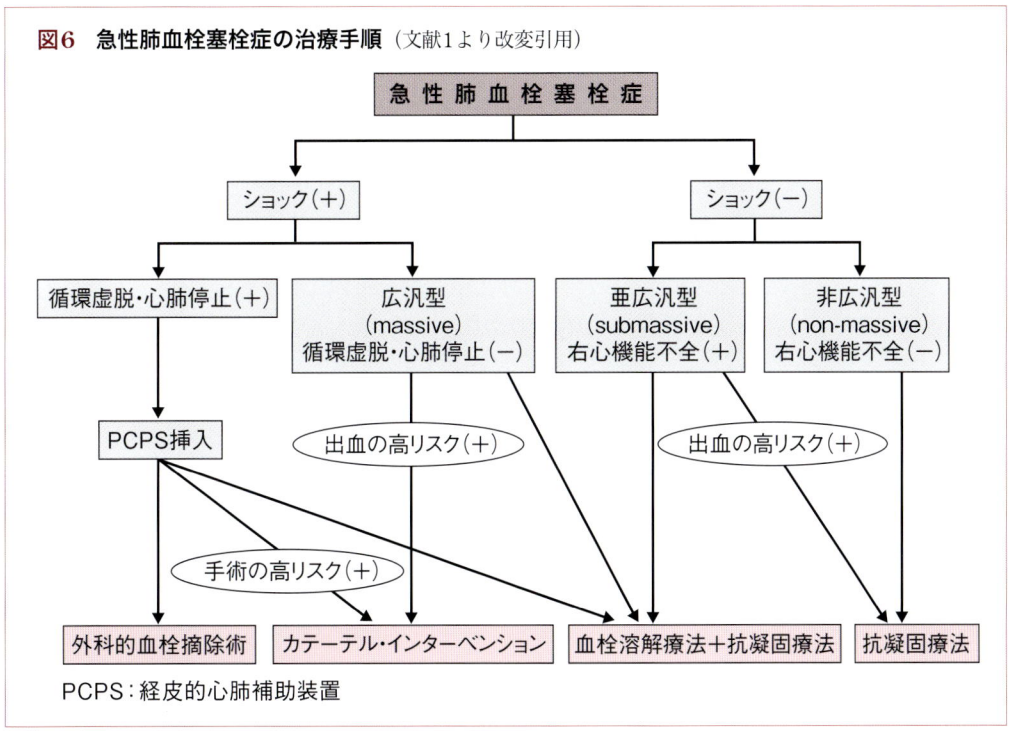

図6 急性肺血栓塞栓症の治療手順（文献1より改変引用）

PCPS：経皮的心肺補助装置

(1) 呼吸循環管理

① 酸素投与

低酸素血症に対しては、安定してSpO_2を90％以上に維持するように酸素を投与する。必要に応じて気管内挿管を施し人工呼吸器管理を行う。

② 昇圧薬

ショック、低血圧に対しては、必要に応じてドブタミン、ドパミン、ノルアドレナリンといった昇圧薬を使用する。

③ 経皮的心肺補助装置（PCPS）

循環虚脱や心停止に陥る可能性の高い症例、さらには循環虚脱や心停止直後の症例に対しても、PCPSを短時間で導入し十分な血流が確保できれば、血栓溶解や手術で血栓除去

に成功するまでの間の重要臓器への血流を維持することが可能であり、本症に対する有効な補助的治療手段である。

(2) 薬物的治療
① 抗凝固療法

　抗凝固療法は、主として肺動脈に捕捉された血栓への二次血栓形成抑制、血栓から遊離する液性因子の分泌抑制、塞栓源である静脈血栓の進展予防を目的として行う。急性期死亡率改善効果と再発の抑制効果が示されており、できる限り早期、すなわちPTEを疑った時点より開始する。現在、わが国でPTEの治療に対して保険承認が得られている抗凝固薬は未分画ヘパリンとワルファリンであり、一般的には急性期に即効性のある未分画ヘパリンの静脈内投与を、慢性期にかけてはワルファリンの経口投与を用いる(図7)。ヘパリンの禁忌がなければ、まず疑った時点より5000単位をボーラス静注で開始し、診断が確定した時点より持続静注する。ヘパリンは症例によって必要となる投与量が随分と異なるため(概ね500〜1000単位/時間)、APTT(活性化部分トロンボプラスチン時間)がコントロール値の1.5〜2.5倍になるようにヘパリン投与量を調節する。いち早く治療域にコントロールするために急性期には6時間ごとのモニタリングが推奨されている[8]。副作用として、出血、ヘパリン起因性血小板減少症(HIT)、骨粗鬆症などがある。

　慢性期にかけては経口ワルファリンが使用されるが、投与開始より治療域に達するまでには4〜5日間を要するため、ヘパリン治療下で開始してワルファリンが治療域で安定した後にヘパリンを中止する。ワルファリンは食事や他の薬剤の影響を受けやすいため、投与開始時から継続期間を通じて、血液検査によるモニタリングが欠かせない。催奇形性があるため妊娠中および妊娠の疑いのある患者に対しては禁忌である。欧米ではPT-INR(プロトロンビン時間国際標準化比)を2.0〜3.0にコントロールするが、わが国ではエビデンスはないものの1.5〜2.5にコントロールされることが多い[9]。抗凝固療法の継続期間は危険因子の種類によって決定することが推奨されている(図7)[8,9]。

② 血栓溶解療法

　血栓溶解療法は、ヘパリンによる抗凝固療法に比較し、より早期に肺動脈内血栓の溶解が得られ、血行動態を改善することが多くの検討により示されている。しかし、死亡率改善や塞栓源である深部静脈血栓を溶解することによる再発率の低下といった予後改善効果については、抗凝固療法単独治療に対する優位性が明らかにされていない[10]。

　広汎型症例は血栓溶解療法の適応とされているが、亜広汎型症例に対する適応に関しては意見が分かれている。少なくとも非広汎型症例に対しては、遊離する危険のある残存深部静脈血栓に対する再発予防を施した上で、未分画ヘパリンによる抗凝固療法のみで治療するのが適当である。血栓溶解薬は高価であるばかりでなく、血栓溶解療法に伴う出血の危険性も無視できず、適応を十分に見極めた上で注意して使用する必要がある[9]。しかし、相対禁忌例といえども救命のためには使用せざるをえない場合もあり、使用した際に得られる効果と出血の可能性や被害の程度を十分に考慮した上で最終的に適応を決定する。現在のところ、わが国でPTEに対して保険承認が得られている血栓溶解薬は、組織プラス

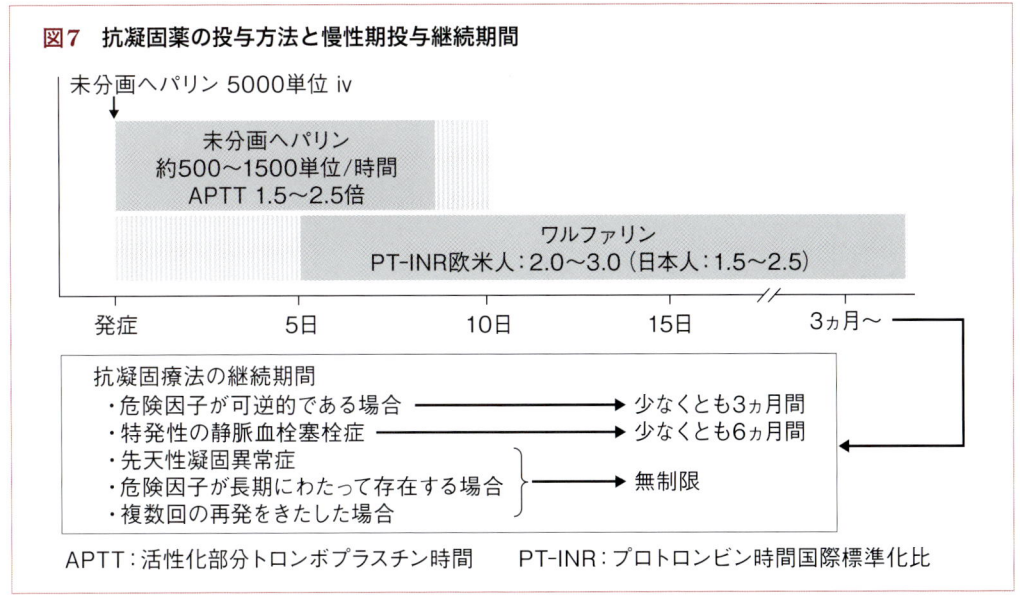

図7 抗凝固薬の投与方法と慢性期投与継続期間

ミノゲンアクチベーター（t-PA）のモンテプラーゼのみであり、13750～27500単位/kgを約2分間で静注する。

③ 抗血小板薬

有効性が確認されていないことより、本症に対する治療や予防（一次予防、二次予防とも）には一般には用いられない。

(3) カテーテル的治療

PTEに対してもカテーテル的に血栓を破砕吸引して血流を再開させるカテーテル的血栓破砕吸引療法が積極的に試みられ、成功例が報告されている。

(4) 下大静脈フィルター

残存血栓があると再発のリスクが高いので、残存血栓に対する対応も重要である。下大静脈フィルターは、下肢あるいは骨盤内の静脈血栓が遊離して肺動脈に流入しPTEを発症するのを予防する目的の器具である。原則として下大静脈の腎静脈合流部レベルより末梢側に留置する。従来用いられてきた永久留置型フィルターに加えて、最近では予防の必要性がなくなれば一定期間内であれば抜去回収が可能な非永久留置型フィルター（一時留置型と回収可能型）が開発され、その使用頻度が上昇している[1, 11]。適応は、絶対的適応としてはPTEやDVTを有する症例のうち抗凝固療法禁忌例、十分な抗凝固療法下に再発する例であり、そのほか相対的適応として、遊離し血行動態に影響を与えるPTEを発症する危険性のあるDVT例に対しても使用されている。

(5) 外科的治療

外科的治療とは外科的肺動脈血栓摘除術であり、人工心肺を用いた体外循環下に肺動脈

を切開して直視下に肺動脈内の血栓摘除を行う手術である．適応は未だ明確に定まっていないが，現在のところ，心停止をきたしたような極めて重症な例，ショック，低血圧，右心不全を伴う広汎型であるにもかかわらず抗凝固療法，血栓溶解療法が禁忌である症例や，血栓溶解療法など積極的内科的治療に反応しない症例が適応と考えられる．

> ●この項のポイント
>
> 1 臨床症状（原因不明の呼吸困難，胸痛など），身体所見（原因不明の頻脈，頻呼吸など），危険因子，発症のきっかけ，経皮的酸素飽和度低下などから，とにかく本症の存在を疑ってみることが重要である．
> 2 確定診断法として多列検出器型CTによる造影CTが有用である．
> 3 抗凝固療法が治療の基本であり，禁忌でない限り，疑った時点より開始する．
> 4 抗凝固療法の継続期間は血栓を生じた危険因子によって決定する．
> 5 広汎型，亜広汎型には血栓溶解療法が推奨される．
> 6 残存した静脈血栓からの再発を防止することも忘れてはならない．

（山田典一）

文　献

1) 2002-2003年度合同研究班報告. 循環器病の診断と治療に関するガイドライン. 肺血栓塞栓症および深部静脈血栓症の診断・治療・予防に関するガイドライン. Jpn Circ J 2004;68(Suppl IV):1079-134.
2) Nakamura M, Fujioka H, Yamada N, Sakuma M, Okada O, Nakanishi N, et al. Clinical characteristics of acute pulmonary thromboembolism in Japan: results of a multicenter registry in the Japanese Society of Pulmonary Embolism Research. Clin Cardiol 2001;24:132-8.
3) Meyer G, Roy PM, Sors H, Sanchez O. Laboratory tests in the diagnosis of pulmonary embolism. Respiration 2003;70:125-32.
4) 太田覚史, 山田典一, 辻明宏, 石倉健, 太田雅弘, 矢津卓宏ほか. 静脈血栓塞栓症における血漿D-dimer値測定の意義：Latex photometric immunoassay法. Ther Res 2005;26:1112-4.
5) Ten Cate-Hoek AJ, Prins MH. Management studies using a combination of D-dimer test result and clinical probability to rule out venous thromboembolism: a systematic review. J Thromb Haemost 2005;3:2465-70.
6) Casazza F, Bongarzoni A, Capozi A, Agostoni O. Regional right ventricular dysfunction in acute pulmonary embolism and right ventricular infarction. Eur J Echocardiogr 2005;6:11-4.
7) Stein PD, Fowler SE, Goodman LR, Gottschalk A, Hales CA, Hull RD, et al. Multidetector computed tomography for acute pulmonary embolism. N Engl J Med 2006;354: 2317-27.
8) Kearon C, Kahn SR, Agnelli G, Goldhaber S, Raskob GE, Comerota AJ. Antithrombotic therapy for venous thromboembolic disease: American College of Chest Physicians Evidence-Based Clinical Practice Guidelines (8th ed). Chest 2008;133:454S-545S.
9) 山田典一. 肺血栓塞栓症：最近の話題. 呼吸と循環 2004;52:737-43.
10) 山田典一, 中村真潮, 中野赳. 急性肺動脈血栓塞栓症：血栓溶解療法. 日内会誌 2001;90:258-64.
11) 石倉健, 山田典一, 太田雅弘, 矢津卓宏, 中村真潮, 井阪直樹ほか. 肺血栓塞栓症予防における回収可能型下大静脈フィルターの使用経験. J Cardiol 2002;40:267-73.

第2章
法的問題点と医療者としての対応

第2章 ● 法的問題点と医療者としての対応

1 | 医療過誤問題における医療者の対処法

> 労災事故訴訟は減少しているが、医療事故訴訟は増加している。事故後における患者側と医療機関の意識・思惑のすれ違いが、紛争を一層深刻にしている。労災事故と医療事故の要因と対策を比較検討することにより、事故予防と、不幸にして事故が発生した場合の対策を考える。

医療事故と医療事故訴訟の現状

(1) 医療事故数

　事故が紛争となるのは、医療に限ったものではない。筆者が弁護士として関与する機会が多いのは、医療、スポーツ、労働関係における事故である。労働関係事故・訴訟件数の推移と医療事故のそれとを比較検討すると、医療の分野における事故を減少させるための課題、また、事故を紛争へ拡大させないための課題がみえてくる。

　わが国において、問題を検討するための基礎資料である医療事故の発生件数に関する公的統計はなく、さまざまな方法で医療事故数が推計されている[*1]。

　日本医療機能評価機構による医療事故情報収集等事業報告[1]では、273医療機関（144,736床）の2007年の医療事故報告をまとめている（**表1**）。その報告における病床数当たりの事故発生率と同率で、全国でも事故が発生しているとして推計した事故件数などは、

表1　医療事故事例の報告状況（2007年、文献1より作成）

報告義務対象医療機関の病床数	報告件数	事故の程度			
		死亡	障害残存の可能性がある（高い）	障害残存の可能性がある（低い）	不明など
144,736	1,266	142	163	559	402

表2　表1をもとに医療施設動態調査[2]の病床数に照らした全国の医療事故数（推計値/年）

病床数	件数（推計値）	事故の程度（推計値）			
		死亡	障害残存の可能性がある（高い）	障害残存の可能性がある（低い）	不明など
1,768,153	15,466	1,735	1,991	6,829	4,911

[*1] 大阪府八尾市の医真会グループの総ベッド数560床を対象にした発生件数から、日本全体の総ベッド数で換算すると、日本全体で年間約258万件の事故が発生していると推計される。

表3 米国ニューヨーク州の退院者数に対する事故率（文献3、4より作成）

医療事故率	有責医療事故率	有責死亡医療事故率
3.7 %	1.02 %	0.26 %

表4 わが国の退院者数と医療事故数（推計値）（2007年、文献4、5より作成）

退院者数	医療事故総数	有責医療事故総数	有責死亡医療事故総数
14,286,830	528,613	145,897	36,880

　表2のとおりである。医療事故数が約15,000件、うち死亡事故約1,700件となる。しかしながら、上記報告では調査対象のうち80医療機関（29％）が1年間に全く事故は発生していないと報告しており、実態を正確に反映しているのかとの指摘がある。

　1984年の米国ニューヨーク州で退院した患者（精神科を除く）に対する医療事故調査[3]での医療事故発生率は**表3**のとおりである。ニューヨーク州の調査と同率でわが国においても医療事故が生じているとすると、わが国の退院者数は39,142人/日（2007年）[5]であるから、年間の退院者総数に対する、医療事故総数、有責医療事故総数、有責死亡医療事故総数などは**表4**のとおりである。わが国において事故総数は約53万件となり、医師（総数263,540人、2006年末）1人当たり年間2件の事故が発生していると推計される。以上2つの推計方法では、事故数では約30倍、死亡者数で約20倍もの開きがある。

(2) 労災事故訴訟との比較からみる医療事故訴訟

　医療事故訴訟の新規提訴件数は増加傾向にあったが、2001年以降年間800件を常に超える水準で推移している（**図1**）。

　労働災害による死傷者数は1961年には年間48万人もあったが、その後減少傾向にあり、2001年には約13万人と約4分の1に減少している。労働災害（過労死を含む）に関する民事損害賠償請求訴訟は、1970年代前半から新規提訴件数が急増し、1975年には年間380件が新たに提訴された。その後漸減し、1990年代は200件前後で推移していたが、2000年以後は、過労死・過労自殺について使用者に対する損害賠償請求事件が提訴されるという新しい事件類型が増加し、2001年度新規提訴件数は262件である[*2]。労働災害（過労死を含む）に関する民事損害賠償請求訴訟が新規に1件提訴される背景には、約510件の労災事故が存在する。この労働災害訴訟と事故数との関係が、医療事故においても同じ傾向であると仮定して、医療訴訟から医療事故数を推定すると約48万件となる。

　いずれの推定も、その前提も推定方法も信頼性は十分でないが、日本医療機能評価機構の医療事故情報収集等事業報告を基礎として、医療事故数は労働災害事故の10分の1にす

[*2] 最高裁判所は、労働災害（過労死を含む）に関する民事損害賠償請求訴訟の新規提訴件数について2001年分までしか公表していない。

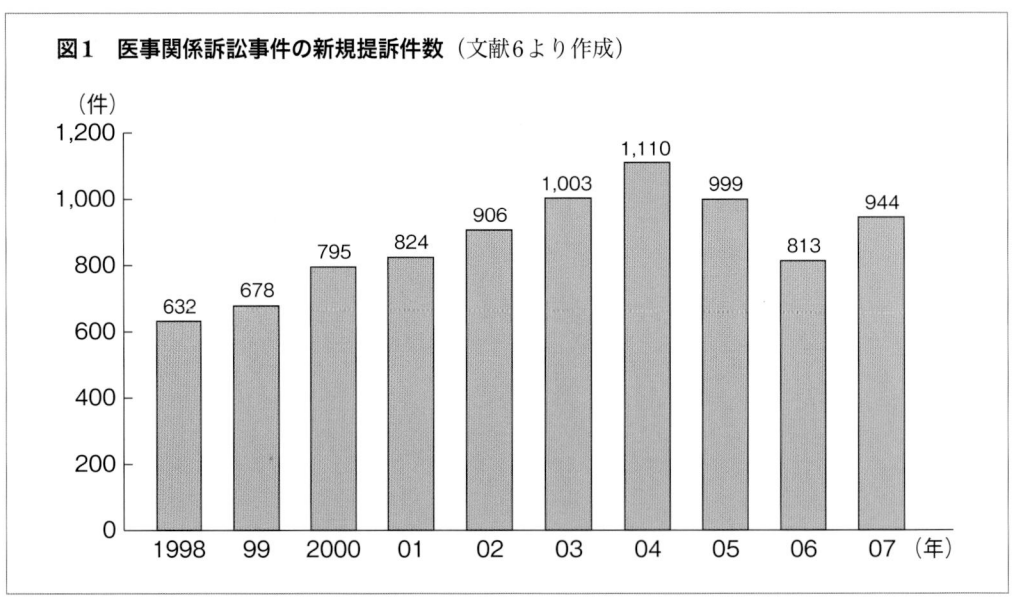

図1 医事関係訴訟事件の新規提訴件数（文献6より作成）

ぎないと判断することには慎重であるべきと考える。
　医療事故訴訟と労災事故訴訟の推移を比較すると、医療事故は訴訟数が多く、かつ減少傾向を示していない点に特徴がある。これは、医療事故においては訴訟の背景に存在する事故の総数を減少させるための取り組みが重要であり、同時に事故を紛争へ拡大させないための取り組みも必要であることを示唆している。

(3) 労災事故訴訟は減少し、医療事故訴訟は増加するのはどうしてか

　労災事故訴訟件数が1970年代後半から漸減傾向となったことには複数の要因が複合的に関与しているが、主要な要因としては、第一に災害型の事故数の減少（過労死・過労自殺訴訟事件の増加は、この類型での死傷病事故が減少していないことを意味する）、第二に事故が生じた後の迅速な補償制度（労災保険制度、民間の損害保険制度）の普及と充実、第三に事故が生じた後に紛争の拡大ないし深刻化を避ける対応への熟練が指摘できる。
　これら三つの視点から医療事故を検討して、医療事故の予防および医療事故が紛争へと拡大することを防止する対策を考える。

医療事故予防対策の充実は紛争の深刻化を防ぐ

　労働災害事故の発生の減少には、産業構造の変化により炭鉱など事故の多い職場が減少したという外的要因もあるが、行政側からの安全対策が進んだこと、事業主側としても労災事故を起こすと生産に支障があるだけでなく、被災者への補償やさまざまな社会的コストを要し、費用をかけてでも予防対策を進めることがより利益をもたらすとの認識が普及したことの2点を、特に指摘できる。
　ここでは医療事故予防の方策を詳細に論じる紙幅はないが、労働安全衛生と比較するな

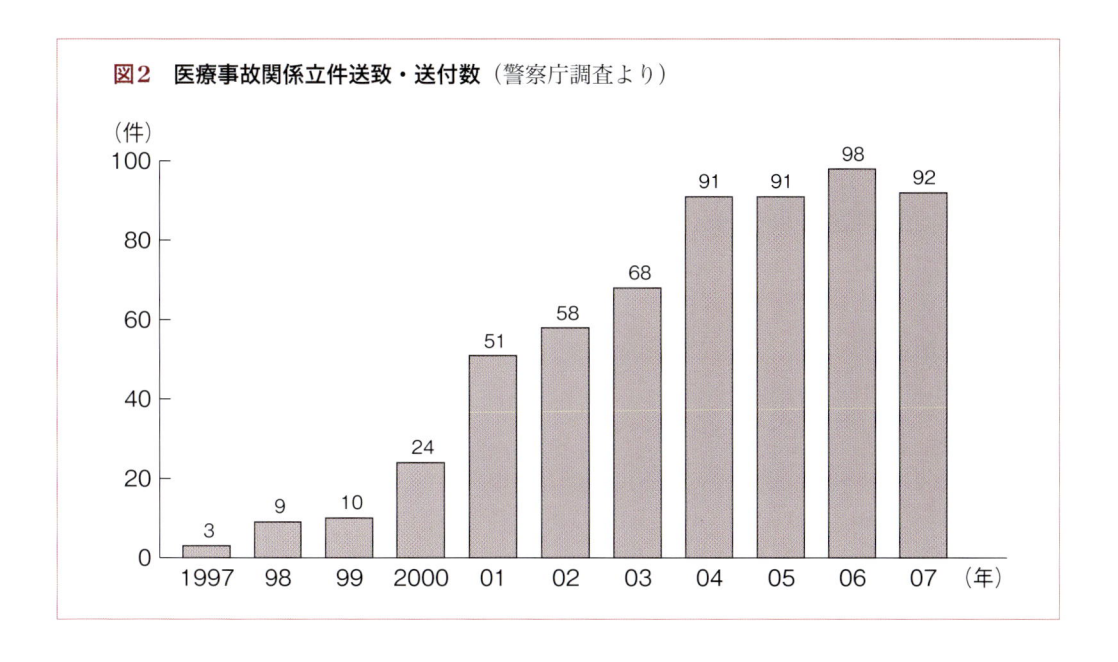

図2 医療事故関係立件送致・送付数（警察庁調査より）

年	1997	98	99	2000	01	02	03	04	05	06	07
件数	3	9	10	24	51	58	68	91	91	98	92

らば、医療においては、現実に生じた事故を繰り返さない対策、ヒヤリハット事例から未然に事故を防止する対策について、課題が多い。その背景には、費用と時間をかけて医療事故防止の取り組みをするための経済的社会的な動機付けが十分働いていないという問題がある。

建設工事における労災事故の発生は、被災者に対する賠償だけでなく、事業主や管理者に対する労働安全衛生法違反、業務上過失致死傷などでの刑事罰、公共工事への参加資格の喪失、メリット制による労災保険料率の上昇、企業イメージの低下などの不利益を生じるため、費用と時間をかけてでも事故防止対策を講じることのメリットが認識されている。

医療の場合にはこれが十分でない。医師が医療事故を起こしたことにより刑事罰ないし行政処分を受けるケースは労災事故に比較すると少数でしかない[7]。死亡事故を含む6件の医療ミスを起こした産婦人科院長が、6件目のミスが起きた直後の1989年、神奈川県医師会から分娩に直接かかわらないよう指導された後も分娩にかかわり、出産直後に死亡した母親の遺族から訴えられている例さえある[8]。

事故予防対策の遅れにより、単純ミスによる医療事故が引き起こされ、類似の事故が過去生じているにもかかわらず繰り返される。こうした事故は、容易に予防できるにもかかわらず生じた事故である。患者側からみれば、医療機関の責任はより重大であり、謝罪を求め、制裁を科したいという感情が強くなり、紛争が深刻化することになる。事故対策の遅れは、事故発生数を減少させないだけでなく紛争の深刻化の原因ともなる。

医療事故が刑事事件として送致される件数は、1990年代前半まではごく少数であったが、近時は年間90件を超える数で推移している（**図2**）。刑事事件としての送致の背景には、患者とその家族の処罰感情が強く働いていることが多い。

事故後の不適切な対応が紛争の深刻化を招く

　不幸にして医療事故が生じたとき、患者側が求めているものと医療機関の対応とがすれ違い、紛争が深刻化する例が少なくない。

　医療機関側は、患者と家族への補償を中心に考える例が多い。しかし、医療事故が発生した場合に患者が求めているのは、第一には何があったのかという事実と不幸な結果が生じた原因を知りたいという願い、第二に医療事故の発生を避けられたのであれば、責任ある者からの謝罪、第三に同じような事故を繰り返さないための再発防止策の立案および実施、第四に公正な補償である。医療事故が生じた場合、法的責任があるか否かを問わず、医療に携わった者からのいたわりある対応が紛争の深刻化予防に重要な役割を果たす[*3]。

　一方、医療機関は補償以外の点について思いが十分至っていないと感じられるケースが少なくない。医療機関が、患者の「真実を知りたい、謝罪をしてほしい」という求めを拒絶したり、十分な説明をしないという対応は、患者に「事実を隠すのは責任があるにもかかわらずこれを逃れようとしているのではないか」、「謝罪を拒むのであれば社会的な制裁を求めたい」という対応をとらせることになり、紛争は深刻化し拡大する。

　従来は、医療事故が生じても情報は開示しない、謝罪しないという対応が、医療事故後の医療機関の正しい対処法だとされてきた。「〔診療録を〕開示しても何の不都合もないが、〔医師会の〕指針で決まっているのでできない。また、治療目的以外でカルテを開示すると、さまざまなあら探しをされて、悪用される恐れがある」（〔　〕内筆者）などの理由で診療録を開示しない[10]という対応が少なくなかったが、ようやく開示に前向きな対応が増加してきている。

　医療事故が生じたときに、医療機関が責任がないと考える場合ならば、無責と考える基礎となった事実を開示し、その理由を説明することで、医療過誤訴訟に至ることを回避できるし、医療機関が責任があると考える場合ならば、医療機関が責任を認めた上で早期円満な解決を図ることが有効である[*4]。

　2000年6月、常用量を超える精神安定剤を誤って投与したために、呼吸停止による重い脳障害を起こしたと報道された医療事故で、病院から患者への示談申し入れに対し、患者の家族は示談に応じた。患者の家族が示談に応じた際に、病院と病院関係者に宛てた手紙を紹介する（表5）。医療事故に被災した患者と家族の思いを理解してもらいたい。

　米国においても、情報を開示し、謝るべきときにはすぐに謝罪をすることが勧められる

[*3] 枚方市民病院は2000年12月15日、「信頼を回復するには、患者や遺族の声にもっと耳を傾ける必要がある」として同病院に対する損害賠償請求訴訟事件で勝訴した原告を招いて研修会を開催した[9]。

[*4]「最近、加害者にまず謝罪をさせようという動きが広がっている。被害者と対面し、加害者が自分の言葉で謝罪する。被害者が納得すると、心理学的なセラピーと似た効果が双方に表れるという説に基づく。（中略）『もし医師が誠実に謝罪してくれたら提訴はしなかった』。全米で医療過誤訴訟を起こした原告の3割が、フロリダ大学の調査にそう回答した。米医学誌メディカル・ニュースは昨夏、『誠意ある謝罪こそ訴訟を防ぐ近道』とする特集を組んだ」[11]と報道されているが、筆者の経験に照らしてもこの報道と同意見である。

表5　患者の家族からの手紙

> 　私たちは、手術が成功し、健康な状態となって社会復帰できることを楽しみにしておりました。難しい手術を成功させていただいたA教授をはじめとする医療スタッフのみなさんには本当に感謝しておりました。ところが、実に初歩的なミスから、この喜びが一転して絶望に変わってしまい、今後どうやって生きていくかを考えるだけで、涙がこぼれるのが現状です。その悲しみは、私の筆力では表現できません。
>
> 　ミスをした方々への要望です。私はミスをした方を恨まないと言い切る自信はありません。でも、恨むのではなく、1人の命と健康に重大なダメージを与えたという経験を、何百人何万人もの患者の健康と命を救える立派な医師になるために生かして欲しいと思っています。
>
> 　病院長をはじめとする全病院スタッフへの要望です。医療機関が自らのミスを明らかにすることは当然ではありますが、医療過誤が起こっても、これを隠したり、開き直ったりする医療機関が少なくない中での今回の貴病院の対応には深い敬意を表します。また、事故後、誠意をもって治療に取り組んでいただいている点についても深く感謝しております。
>
> 　個人レベルではミスは防ぎきれません。個人のミスだけを問題とするのではなく、組織としてどうしたら事故を防げるのか、掘り下げた検討をしてください。B大学は、事故防止の取組では全国で1番だと言われるようになってもらえることが私の願いです。

ようになっている（**図3**）。

迅速公正な補償手続が紛争の深刻化を防ぐ

　いったん事故が生じた場合には、事実関係をすみやかに調査し、医療機関に責任があるか否かを判断し、責任が認められる場合には早期に謝罪し、再発防止策を講じて損害を補償することが紛争の深刻化を防止する。

　提訴される前に医療機関の責任判断を正確に行えば、医療機関の責任が認められる事案は訴訟前に解決し、医療機関に責任がないとの判断に対して患者側が不満であるとして提訴したとしても、裁判所の判断と異なることは稀になるはずである。

　ところが、2007年における医療訴訟の終局事件1,027件のうち、一部ないし全部認容判決が138件（13.4％）あり、判決前の和解件数536件（52.2％）を併せて考慮すると、医療機関側の主張が全部認められたケースは3分の1に満たないと考えられる（**図4**）[12]。「医師側から見ると憂慮すべき値である」[13]と指摘されているところである。

　このような状況は、訴訟前に正しい判断をするために必要である正確な事実関係把握の点、また、事実関係に基づいた正しい法的責任の有無の判断の点でも、課題が多いことを示唆している。責任判断の点では、最新の判例上の医療機関の注意義務に照らした責任判断が必要であり、このためには医学的な面のみならず法律的な視点も必要である。事故防止への努力は当然であるが、事故が生じ、紛争の解決が必要な場合に早期に円満に解決することは、被害者側だけではなく事故に関係した者皆が望むところであり、このための努力が必要である。

第2章 ● 法的問題点と医療者としての対応

図3　即謝罪が訴訟を減らす――米国医療事故対応マニュアル（日本経済新聞 2006.11.26.朝刊）

医療ミス→即謝罪を

ハーバード大の手引翻訳

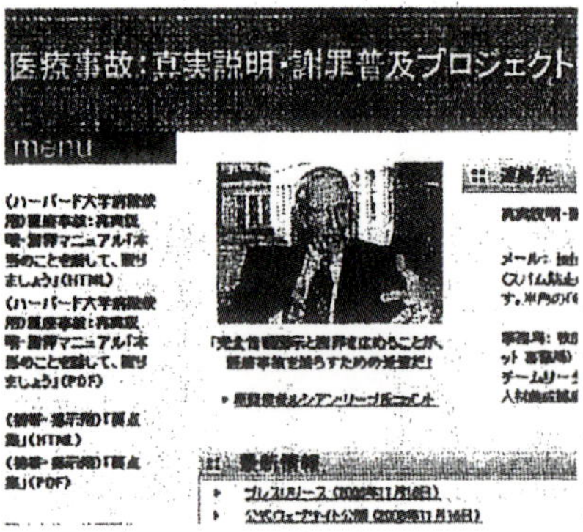

医師や患者支援者ら

医療事故が起きた時、医師らが患者や家族にどう対応するかをまとめた米国のマニュアルを日本の医師や患者支援団体メンバーらが二十五日までに翻訳、ホームページで公開した。事実をすぐに患者側に伝え、ミスは謝罪するという"当たり前の対応"だが、訴訟を恐れてできないことが日本でも多い。マニュアルは「逆に訴訟を減らせる」と紹介しており、日本でも参考になりそうだ。

ハーバード大の対応マニュアルを公開したホームページ

「訴訟減少」と具体例

マニュアルはハーバード大学関連十六病院が使っているもので、同公衆衛生大学院のルシアン・リープ教授が中心となり、医師や弁護士、患者らの声を加えて今年三月、正式に発刊された。

埴岡健一東京大学院特任助教授の呼びかけで、大学病院などの医師や医療安全管理者、患者支援団体のメンバーらが翻訳に協力した。

マニュアルは「これまで多くの医師は『謝罪すると訴訟になりやすくなる』と考えているが、マニュアルは『意見交換や謝罪をしないことが患者の怒りを買う』」としている。

医療事故の情報開示を進めたケンタッキー州の病院で損害賠償額が激減したケースや、医師の率直な謝罪を実行したミシガン大学関連病院で紛争処理期間が三分の一となり訴訟も減ったケースなどを具体例に挙げる。またミスした医師らも孤立感や罪の意識で"第二の被害者"になるとして、カウンセリングなど支援システムが病院に必要としている。

その際、「このような事が起き、残念に思います」などと表現し、ミスがあれば「患者を癒やすためにできる最も有効なことの一つは謝罪」と強調している。

マニュアルは「損害賠償への恐れも悪い知らせを伝達する難しさ、因果関係と責任の混同があった」と指摘。「通常は二十四時間以内に患者に伝えなければならない。早く知らせることが信頼を維持するために最も重要」とした。

埴岡特任助教授は「訴訟が多い米国でも謝るべき点はすぐに謝った方がよりよい解決につながるという認識が広がりつつある。日本の医療機関でも多くの参考にしてほしい」と話す。翻訳したマニュアルはホームページ（http://www.stop-medical-accident.net/）で公開している。

34

図4 医事関係訴訟の終局区分別内訳（2007年、文献12より作成）

- その他 77件 7.5%
- 取り下げ 47件 4.6%
- 請求の放棄 1件 0.1%
- 判決（棄却）227件 22.1%
- 判決（認容）138件 13.4%
- 請求の認諾 1件 0.1%
- 和解 536件 52.2%
- 計 1,027件

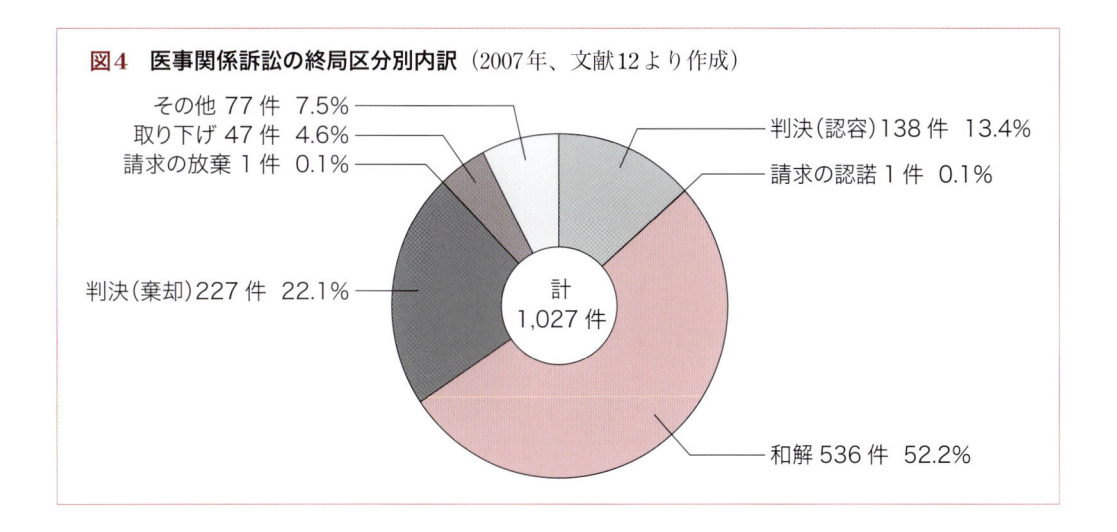

●この項のポイント

1. 単純ミスによる医療事故や類似の事故が多く生じているにもかかわらず、事故予防対策は遅れている。医療事故を防止するための取り組みを、費用と時間をかけて十分な動機付けとともに行わなければならない。
2. 医療事故が生じた場合、法的責任があるか否かは問わず、医療に携わった者からのいたわりある対応が紛争の深刻化予防に重要な役割を果たす。
3. 事故が生じた場合には事実関係をすみやかに調査し、医療機関に責任があるか否かを判断し、責任が認められる場合には早期に謝罪し、再発防止策を講じて損害を補償することが、紛争の深刻化を防止する。

（望月浩一郎）

文　献

1) 財団法人日本医療機能評価機構医療事故防止事業部. 医療事故情報収集等事業平成19年年報.
   http://www2.jcqhc.or.jp/html/documents/pdf/med-safe/year_report_2007.pdf
2) 厚生労働省. 医療施設動態調査（平成20年3月末概数）.
   http://www.mhlw.go.jp/toukei/saikin/hw/iryosd/m08/is0803.html
3) Brennan TA, Leape LL, Laird NM, Hebert L, Localio AR, Lawthers AG, et al. Incidence of adverse events and negligence in hospitalized patients. Results of the Harvard Medical Practice Study I. N Engl J Med 1991;324:370-6.
4) 中島和江, 児玉安司. ヘルスケアリスクマネジメント：医療事故防止から診療記録開示まで. 東京：医学書院；2000.
5) 厚生労働省大臣官房統計情報部. 平成19年（2007）医療施設（動態）調査・病院報告の概況.
   http://www.mhlw.go.jp/toukei/saikin/hw/iryosd/07/index.html
6) 最高裁判所医事関係訴訟委員会. 医事関係訴訟事件の処理状況及び平均審理期間.
   http://www.courts.go.jp/saikosai/about/iinkai/izikankei/toukei_01.html
7) 医師ら28人処分：厚生労働省の医道審議会. 毎日新聞 2001.5.31.東京朝刊
8) 医療問題取材班. 医師会「分べんに関与するな」医療ミスの院長、指導を無視：横浜で事故再び. 毎日新聞 2000.6.20.東京朝刊

9) 勝村久司. ぼくの「星の王子さま」へ：医療裁判10年の記録. 東京：メディアワークス；2001.
10) 医療問題取材班.［医療を問う］カルテ請求 開示指針逆手に非開示：大阪の病院で女性に「対象外」と. 毎日新聞 2000.11.28. 大阪夕刊
11)「アイムソーリー」使わぬ米国流、「反省」の機運. 朝日新聞 2001.5.12. 東京夕刊
12) 最高裁判所医事関係訴訟委員会. 医事関係訴訟事件の終局区分別既済件数及びその割合. http://www.courts.go.jp/saikosai/about/iinkai/izikankei/toukei_02.html
13) 中村勝己. わが国の医療事故：訴訟の現状と今後の展望について. 治療 1999;81:2878-84.

2 | 法律家からみた肺血栓塞栓症
―医療訴訟例―

> 医療事故による医療紛争や医療訴訟の増加は医療崩壊を招きかねない。特に肺血栓塞栓症をめぐる医療紛争は、本症の病態の多様性・発症頻度・重篤さからいって、今後増加傾向になることが見込まれる。実際の肺血栓塞栓症が争点となった医療訴訟例をもとに対応策を検討した。

はじめに

　今日「医療崩壊」が叫ばれており、医療危機が現実的かつ切実な問題となって、多くの医療関係者を悩ませる要因となっている。医療崩壊の社会的事実には当然さまざまな複合的要因が考えられるが、その原因の一端を医療事故、医療紛争、医療訴訟に求めることができるとの指摘があるとき、われわれ法律家はこれを真摯に受け止めなければならない。法律家の役割として医療事故そのものを直接的に防止することはできない。法律家が可能なのは、医療紛争、医療訴訟への転化を可及的に防止することに尽きる。ただ最近の医療界の傾向として、医療事故に基づいた医療紛争、医療訴訟のみならず、医療事故に基づかない紛争、訴訟の増加もみられており、今後の趨勢が懸念されている。

　医療事故に基づかない紛争とは、いわゆる「問題患者」や、診療報酬未納患者の発生とその対策の過程で発生する紛争である。医療機関における問題患者、診療報酬未納患者が、医療機関自体と現場職員、他の患者にとって、その経営面、安全面から致命的な存在となりかねない事態になりつつあり、医療崩壊へいっそう拍車をかけている状況であることは、日常レベルでも認識させられている。

　医療者は、上記の状況を打破するために、根限り対応策を講じる必要がある。また医療体制を守るために、法律家にとっても焦眉の問題である。

　以下、肺血栓塞栓症（PTE）が争点となった医療訴訟例を検討する。

法律的観点からみた肺血栓塞栓症

　本稿のテーマは、PTEの予防、インフォームドコンセント、診断、治療などにおける実務的な法律問題である。「新・判例秘書DVD」[1]によると、PTEをめぐる裁判例は22件である。PTEの性質上、同症に関わる裁判例は多くの診療科目にわたるが、整形外科領域に比較的多く例をみる。ちなみに筆者は、過去4件のPTE関連の訴訟を経験したが、そのうち2例が整形外科領域である。

　PTEをめぐる訴訟では、この疾患が時期的にいつの頃から医療関係者に臨床的レベルで認識されてきたか、PTEをなんらかの手術時の合併症と把握するとすれば、事前の説

表1　臨床経過（患者Aの症状）の概要（2000年）

ア	3月15日	患者A入院。 同月24日にX医師により「右骨盤骨切り術」を受けた。手術後、Aはスポンジ牽引を受けた。
イ	3月28日	患者Aは「ふくらはぎの下が痛い。だるい。少し足を持ち上げてくれますか」と看護師に訴えた。
ウ	3月30日	患者Aは「胸がえらい（苦しい）というか、ここら辺（両鎖骨下側）が痛い。湿布を貼ったらとX先生が言うんです」と看護師に訴えた。 さらにAは同日午後11時に、看護師に「患足のふくらはぎがだるい」と訴えて、大腿下部にタオルをあててもらった。
エ	3月31日	患者Aは「踵をさわられると痛い」と言い、看護師が右踵をさわると痛みを訴えたが発赤はなかった。タオルを足の下に置き、踵を浮かして様子をみることにした。
オ	4月1日	患者Aは、強い症状は訴えていないものの、睡眠薬を要求した。
カ	4月2日	患者Aは、看護師に対し「夜中にいつも足がだるくて看護師さんを呼んでしまう。股は痛くないけど踵が痛い」と言い、踵の痛みのほかに「足のだるさ」も訴えた。
キ	4月3日	患者Aは午前4時に「足全体がだるい。ウトウトしているが足がだるい」と足の症状のために不眠になっていることを訴えた。なお、看護師は「マッサージを行い、膝下にタオルをかますとよくなった」と看護記録に記載している。 さらに、Aは同日午後9時の看護師の巡回時にも「右足がだるくなるので眠剤をください」と訴えており、「右足のだるさ」は軽快しておらず眠剤を要するほど深刻であった。
ク	4月5日	患者Aは午後9時10分頃、看護師を呼び、咳が出ていることを訴えた。午後10時頃の看護師の巡回時には、Aは顔面蒼白の状態で問いかけにも開眼しなかった。集中治療室で治療を受けたが、自発呼吸がなくなり、翌6日午前10時頃に死亡した。

明義務はどうあるべきか、PTEの診断・治療はどうあるべきかが争点になっている。

　以下、筆者が現に経験しているPTEの訴訟例を中心にして、患者、医療機関双方の主張ならびに鑑定結果を検討し、上記争点が実務的にどのように審理されているかをみることにする。

実際の訴訟例

（1）事案の概要

　患者Aは、1997年頃から股関節に痛みを覚え、2000年2月頃、痛みが強く跛行状態となった。右変形性股関節症の治療のため、入院先の病院のX医師により右骨盤骨切り術を受けたところ、PTEを発症して死亡。患者側は、上記手術後は下肢深部静脈血栓、肺塞栓の生じる危険性があるにもかかわらず、その予防・回避義務を怠ったという診療契約義務違反に基づく損害賠償を被告医師に請求した（**表1**）。

　Aの死因はPTEである。正確には、凝血塊が下大静脈から肺動脈に入り、肺動脈の比較的太い部分に詰まり心臓の血液の拍出を妨げたことによるものである。

表2　患者A側の主張

ア	被告X医師は、患者Aが股関節の手術を受け、長期間臥床することになり、血流のうっ滞による深部静脈血栓症のリスクが高かったのであるから、同症の発生を予防するために、運動量の確保、水分の補給、弾性ストッキングの着用、間欠的下肢空気加圧法などの措置をとるべきであった。
イ	患者Aは以下のような下肢および胸部の症状を訴えていたのであり、X医師は深部静脈血栓症の発症を疑うべき義務があった。 ①2000年3月28日に患者Aが看護師に「ふくらはぎの下が痛い。だるい。少し足を持ち上げてくれますか」と訴えている。これは、踵の痛みのことではない。足の下に枕を入れて持ち上げることにより、足の血行をよくする、つまり静脈血の還流を促進するよう要請していたのである。Aが同月30日にも「患足のふくらはぎがだるい」と訴えたのも同様である。Aは同年4月2日には「夜中にいつも足がだるくて看護師さんを呼んでしまう」、翌3日は「足全体がだるい」と訴えたが、これは踵の痛みではなく足のだるさを告げているのである。こうしたAの足のだるさは、足の下に枕を入れるなどして対策を講じたにもかかわらず継続しており、一過性のものではない。そのために不眠となり、眠剤を要するほどのものであった。 ②静脈血栓症を発症した場合、「足がだるい、重く感じる、痛む」という症状を訴える例はある。 ③患者Aは2000年3月30日に、X医師に胸部（両鎖骨下側）の痛みを訴えていたが、これはAの呼吸障害を意味していた可能性がある。また、深部静脈血栓症は鎖骨下静脈でも発生する可能性があるといわれている。 ④2000年4月5日午後9時頃、患者Aが呼吸がつらいと訴えていた時点では、肺血栓症を起こしていた可能性が高く、直ちに治療を開始すべきであった。

(2) 法的争点

表1の臨床経過をもとにして、患者側は訴訟の中で表2のように被告X医師の主たる過失を主張した。

法的検討

(1) 予防法実施の有無

表2アの過失内容は、2004年に策定された「肺血栓塞栓症/深部静脈血栓症（静脈血栓塞栓症）予防ガイドライン」[2]の中で、整形外科手術における静脈血栓塞栓症の予防（中リスク）とされている予防法と同様の構成に基づいている（本件訴訟は2002年に提起された）。

もっとも、このような予防法も股関節骨折手術においては確立した予防法として認識されているわけではなく、ガイドラインに示されている方法を参考に可能な予防法を実施するとされている。すなわち、たとえガイドラインに記載されている予防法をとったとしてもPTEの発症自体を完全に阻止することができないことが前提になっている。しかしながら訴訟レベルでいうと、これらの予防法を講じないで本症が発症した場合は、少なくとも予防法を講じていた場合と比較して、その発症確率に多少でも差があれば、すなわち予防法を講じれば相当程度の可能性で発症確率が低下するとすれば、それを原因とする死亡

に対して、「死亡時点の生存可能性」論を使って医療側に有責（慰謝料）とされる傾向にある。したがって整形外科領域に限らず、本症発症の可能性のある医療行為を実施する場合は、なんらかの予防法（現在ではガイドラインに沿った予防法）を、その有効性に関係なく講じておくことが求められる。

(2) 診断の可能性

表2イの過失内容は、いわゆる診断の問題である。深部静脈血栓症（DVT）およびPTEの臨床症状所見として通常、疼痛・腫脹・色調変化などなんらかの症状所見が発生するとされている。

本件の患者Aは、「足のだるさ」と「胸部の痛み」を訴えている。問題はこの症状が本症の症状と即時に診断可能かどうかということである。

「足のだるさ」の主訴についてのX医師側の主張要旨は次のとおりである。

軽症の静脈血栓は無症状の患者が非常に多く、DVTの主症状は「だるさ」ではなく「圧痛」であるが、患者Aには圧痛の症状は認められず、その他のAの主訴も本症の発症を疑う徴候ではなかった。「だるさ」はAが無意識のうちにも手術側の足をかばおうとして、過剰に力が入った結果生じたものと考えられる。

「胸部の痛み」は湿布の貼付により軽快している。鎖骨下静脈において静脈血の流速が低下し、DVTが発生する例は見当たらない。

(3) 争点

本件患者Aの主訴は、DVT、PTEの典型的な症状とはいえず、本件訴訟では「足のだるさ」「胸部の痛み」を本症の症状とみるかどうかをめぐって、患者側と医療機関が激しく争っている。

訴訟の遂行を考える場合、ある疾患を想定してその典型的な症状が出現している場合は、診断の問題にそう多くの困難をきたさない。ところが必ずしも典型的といえない症状が発生している場合、その症状を想定される疾患との関係でどのように把握するかという点が大きな争点となる。特に本症のように症状所見として、典型的な症状以外に、「なんらかの症状・所見」が文献上現れている場合、本件のような「だるさ」あるいは「胸部の痛み」を本症の症状ではないというためには、相当の医学的根拠が求められる。

ちなみに裁判所が選任した鑑定人による鑑定書によると、患者Aが訴えていた「足のだるさ」や「両鎖骨下側の痛み」がPTEの症状に該当するかどうかについては、「否定も肯定もできない」と述べられている。本訴の判決はまだ言い渡されていない（2008年11月現在）。

おわりに

PTEをめぐる紛争は、本症の病態の多様性、重篤性、頻度の高さからいって今後増加傾向になることが見込まれる。発症可能性のある治療行為をする際は、常にそのことを念頭におきつつ対応することが求められるが、その限界も強力に主張すべきである。健全な

医療の発展を患者と医療者の共有財産とする社会を双方で協力し、つくりあげていかなければならない。

> ● **この項のポイント**
>
> 1 肺血栓塞栓症をめぐる訴訟では、この疾患がいつから医療関係者に臨床的レベルで認識されてきたか、事前の説明義務はどうあるべきか、診断・治療はどうあるべきかが争点となっている。
> 2 予防法を講じないで肺血栓塞栓症が発症した場合は、それを原因とする死亡に対して、「死亡時点の生存可能性」論を使って医療側に有責(慰謝料)とされる傾向にある。
> 3 整形外科領域に限らず、肺血栓塞栓症発症の可能性のある医療行為を実施する場合は、ガイドラインに沿った予防法をその有効性に関係なく講じておくことが求められる。
> 4 肺血栓塞栓症発症の可能性のある治療行為をする際は、常にそのことを念頭におきつつ対応することはもちろんであるが、その予防には限界があることも主張すべきである。

(森脇　正)

文　献

1) 新・判例秘書DVD. 東京：エル・アイ・シー；2007.
2) 肺血栓塞栓症/深部静脈血栓症(静脈血栓塞栓症)予防ガイドライン作成委員会. 肺血栓塞栓症/深部静脈血栓症(静脈血栓塞栓症)予防ガイドライン. 東京：メディカルフロント インターナショナル リミテッド；2004.

3 肺血栓塞栓症裁判の判決文からみえること
―患者救済と法的防御の視点から―

> 医療行為において肺血栓塞栓症は、「一定の確率で生じる合併症」であり、どれだけ予防策を駆使しても確率が低下するだけでその発症を根絶できるわけではない。本項の目的は、過去の判例を検討することにより医療者が問われる法的問題点を明確化し、今後の患者救済に役立てることである。

肺血栓塞栓症に関する法的問題点の検討

(1) 検討方法

1981年から2007年の期間において、法律家用判例集「新・判例秘書DVD」(エル・アイ・シー、2007年) や新聞報道などから肺血栓塞栓症 (PTE) で争われた裁判事例を絞り込み、判例雑誌 (「判例タイムズ」、「判例時報」など) や裁判所ウェブサイト (判例検索システム) より判決文の全文を入手した。対象は、①昭和56年横浜地裁、②昭和58年東京高裁、③昭和61年東京高裁、④平成3年東京高裁、⑤平成7年東京地裁、⑥平成9年東京地裁、⑦平成10年金沢地裁、⑧平成12年浦和地裁、⑨平成14年東京高裁、⑩平成14年千葉地裁、⑪平成14年岡山地裁、⑫平成15年新潟地裁、⑬平成16年津地裁、⑭平成16年東京地裁、⑮平成18年福岡高裁、⑯平成18年東京地裁、⑰平成19年京都地裁の17判決である (**表1**)。年代による判決の変遷、争点内容、予防ガイドラインが司法判断に与えた影響、PTE裁判の司法判断における普遍性の有無の4点につき検討した。

(2) 年代による判決の変遷

判決⑦以前は不明死に対し医療者側がPTEを主張する傾向がみられた。これはPTEであれば医療者は無責と判断されたためである。しかし判決⑦で期待権侵害、判決⑧で医師の過失および死亡との因果関係が認定されてからは、PTEの発症や対処法において医療者の予見・注意義務違反が争われていた。

平成7年東京地裁 (判決⑤)[1]：子宮筋腫摘出の術中に呼吸抑制に陥り死亡した事案に対し、麻酔薬の相対的過量投与による脳機能障害であると判断された。麻酔管理に誤りはなく死亡原因はPTEであるという麻酔医の主張は排斥され、注意義務違反を認めた。

平成12年浦和地裁 (判決⑧)[2]：交通事故による足関節骨折受傷後に発生した突然死の事案。原因不明の急性心不全という医師の判断を否定し、PTEが死因と認定した上で医師の注意義務違反を認めた。

(3) 争点内容

争点にあげられた項目は、診断が11判決、治療が11判決、予防が6判決であった。判

3 肺血栓塞栓症裁判の判決文からみえること —患者救済と法的防御の視点から—

表1 肺血栓塞栓症で争われた裁判事例

裁判事例	事案	主要争点	判決（病院勝訴○ 敗訴●）	
① S56.10.29 横浜地裁	帝王切開後、PTEで死亡	手術適応	●*1	適応のない手術を施行し死亡させた
② S58.5.31 東京高裁	腹部手術後、院内移動中に死亡	死因（早期離床のため生じた加重負担による急性心不全かPTEか？）	○	死因はPTEの可能性が高く、医師の移動指示に過失なし
③ S61.3.27 東京高裁	帝王切開後、PTEで死亡	手術適応	○	手術適応は正当であった
④ H3.11.14 東京高裁	下腿挫傷に対する手術後、PTEで死亡	予見、予防義務違反	○	低頻度の疾患で予見は不可能であった
⑤ H7.4.11 東京地裁	子宮筋腫摘出の術中に呼吸抑制が生じ死亡	死因（麻酔薬の過量かPTEか？）	●	麻酔薬の相対的過量により生じた死亡である
⑥ H9.6.26 東京地裁	前立腺術後、PTEで死亡	予見・注意義務違反（PTE予防せず、発症後ヘパリン使用せず）	○	PTE危険因子なく予防義務なし、急性発症型で投薬の機会なし
⑦ H10.2.27 金沢地裁	呼吸困難で緊急入院後、PTEで死亡	PTEを早期発見（肺シンチなど）、早期治療（ヘパリン投与など）しなかった	●*2	7時間ヘパリン投与などの治療開始が遅れた過失あり。死亡との因果関係は認めないが期待権侵害による損害賠償を命じた
⑧ H12.2.21 浦和地裁	足関節術後、突然死	死因（原因不明の急性心不全かPTEか？）、心電図・血液ガス分析などの診断、ヘパリン投与せず	●	心電図・血液ガス分析で典型的なPTEの所見であったのにこれを疑わず、またヘパリン投与など適切な治療をしなかった
⑨ H14.1.29 東京高裁	腹部血管造影検査（肝腫瘍疑い）後、PTE発症し寝たきり、10年後死亡	説明義務違反（検査の必要性、リスク）、診断や治療の遅れ、止血措置	○	いずれも過失なし、15時間の砂嚢圧迫は止血効果向上のためであった
⑩ H14.8.9 千葉地裁	足関節骨折のギプス固定後、PTEで死亡	予見・注意義務違反（PTE予防せず、診断・転医・治療の遅れ）	○	専門医に相談しなかった過失はあるが、救命は困難であった
⑪ H14.11.26 岡山地裁	大腿骨骨折術後、PTEで死亡	予見・注意・説明義務違反（PTE予防せず、診断・転医・治療の遅れ）、ガイドピン遺残と死亡との因果関係	○	いずれも過失なし
⑫ H15.12.26 新潟地裁	腹部血管造影検査（膵臓腫瘍疑い）後、PTEで死亡	止血処置	●	17時間の砂嚢による過度の圧迫がPTEを発症させた
⑬ H16.6.24 津地裁	入院中に突然死	死因はPTEか？	○	死因は不明
⑭ H16.5.27 東京地裁	胸痛で緊急入院後、PTEで死亡	予見・注意義務違反（診断・治療の遅れ、ヘパリン使用せず）	●	緊急心カテに引き続き緊急心エコーや肺シンチを行い早期診断し、即日ヘパリンを投与するべきであった
⑮ H18.7.13 福岡高裁	膝手術後の胸痛、転院先でPTEにて死亡	診断・治療の遅れ（特に心電図所見）	●	心電図所見からPTEを疑うべきであったが、心筋梗塞しか考えなかった
⑯ H18.8.31 東京地裁	精神科医院での身体行動抑制下にPTEで死亡	予見義務違反（身体拘束が必要であったか？）、転院の遅延	○	PTE予防は望ましいが、法的義務はなし。転院はすみやかであった
⑰ H19.11.13 京都地裁	精神科医院での身体行動抑制下にPTEで死亡	予見義務違反（身体拘束が必要であったか？）	○*3	予防ガイドライン発刊以前であった当時の精神科医療人における医療レベルでは、PTEを予見すべき義務はない

*1：PTEに関する判断はない　*2：期待権侵害　*3：PTE以外の争点を一部認容

決を左右した重要争点は、診断・治療・転院の遅れ（判決④⑥⑦⑧⑨⑭⑮⑯）、症状・心電図・ガス分析・心エコーなど一次検査の未実施や診断結果（判決②④⑦⑧⑩⑭⑮）、動脈造影後の圧迫処置（判決⑨⑫）などであったが、特記すべき点は、治療におけるヘパリンの未使用や投与開始の遅れ（判決④⑥⑦⑧⑨⑪⑭）が極めて重要な争点となっていたことである。

平成14年千葉地裁（判決⑩）[3]：足関節骨折に対しギプス固定後PTEで死亡した事案。整形外科医がPTEを疑って適切な検査や治療をしなかったとしても無理からぬこととし、過失を否定した。また、内科医に助言を求めず転科させなかったことに対しては過失を認めたが、当時の医療レベルにおいて救命は困難であったと、過失と死亡との因果関係を否定した。

平成12年浦和地裁（前述、判決⑧）[2]：症状（呼吸困難、胸痛、動悸、頻脈）、心電図でS$_I$Q$_{III}$T$_{III}$およびV$_1$〜V$_3$での陰性T、動脈血ガス分析におけるPaO$_2$およびPaCO$_2$低下を認めた上に、骨折というPTEの危険因子を保有していたのであるから、PTEより心筋梗塞の可能性を優先させたことは医師の注意義務違反に相当するとした。

平成18年福岡高裁（判決⑮）[4]：膝部異物除去術後の胸痛・呼吸困難で発症しPTEで死亡した事案。III、aV$_F$、V$_1$〜V$_4$の陰性Tの心電図所見からPTEを疑い鑑別診断を進めるべきであったのに、心筋梗塞のみしか念頭におかなかった点において医師の注意義務違反が認定された。

平成16年東京地裁（判決⑭）[5]：呼吸困難・胸痛のため緊急入院となった患者がPTEで死亡した事案。緊急心臓カテーテルにて冠動脈疾患が否定された以上、引き続き緊急心エコーや肺シンチグラフィーを行うべきであったとして、検査・診断義務違反を認めた。また、即日ヘパリンが投与されていればPTEの再発を防ぐことができ、死亡という結果は回避できたと考えられ、医師は不法行為責任を負うべきであるとした。

(4) 肺塞栓症研究会や予防ガイドラインが司法判断に与えた影響

「肺血栓塞栓症/深部静脈血栓症（静脈血栓塞栓症）予防ガイドライン」発表後にPTEが発症した事案に対する判決文は、現時点で見当たらない。しかしながら最近の判決（⑯⑰）において、ガイドラインに基づく予防法が言及されはじめたことが注目される。すなわち、PTE予防を怠った過失が患者死亡などの重大な結果を招いたとする相当因果関係の論拠として、今後このガイドラインが用いられる可能性が高い。

(5) 肺血栓塞栓症裁判の司法判断における普遍性の有無

17判決文すべてに通じる普遍的な司法判断を見出すことはできず、近似した事案においても相反する判断が行われていた。たとえば、平成14年東京高裁（判決⑨）[6]と平成15年新潟地裁（判決⑫）[7]は、いずれも腹部腫瘍が疑われ施行された腹部血管造影検査後に発症したPTEのため死亡した事案で、主要争点は両者ともに「検査後の止血措置」であった。判決⑨では、砂嚢による圧迫を15時間継続させた行為は十分な止血措置を講じようとした見地に基づくものであるとして医師の過失を否定したが、判決⑫では、砂嚢による

表2　判例分析（塩梅による）

> 1）PTEを疑わせる症状（呼吸困難や胸痛など）や血液ガス分析の異常値などが認められる患者に対して、確定診断に至らない場合は、「期待権侵害」として一定レベルでの責任を問われる可能性がある。
> 2）PTEの確定診断が得られた以上、ヘパリン投与などの積極的な治療を施行せずに患者が死亡した場合には、その結果に対する責任を問われる可能性が高い。ただし、活動性出血が懸念される状況（術後状態、消化管出血など）の場合は、その限りではない。
> 3）ショックで発症した患者や出血傾向を有する患者に対しては、検査や投薬に限界があるため、確定診断に至らず積極的な治療が行われなかったとしても、死亡との因果関係がなく医療者は無責と判断される場合が多い。しかし、これまで高度の医療技術とみなされていた診断方法（心エコーや高性能CTによる検索など）や予防法（下大静脈フィルターなど）が一般化するとなれば、上記の司法判断は変遷すると思われる。その医療水準は、事案発生時点に用いられていたガイドラインに示された内容が基本となるであろう。
> 4）もっとも、予防方法においてガイドラインに反する取り扱いがあった場合には、原疾患の治療過程においてPTEを発症せしめた可能性があるため、出血傾向の有無に関係なく医療者の責任が問われる傾向にある。

約17時間の圧迫がPTEを引き起こしたとして約9500万円の支払いを命じていた。

　押田[8]は、一般の民事裁判で控訴審が一審をくつがえすことは少ないが、医療裁判では一審患者側勝訴裁判の約半数、一審医療側勝訴裁判の約40％が控訴審で逆の判断が下されていたという調査結果から、日本の民事裁判における医療裁判の特殊性を指摘している。さらに、司法判断においては、時代背景、世論動向、遺族感情、弁護士の法廷戦略など、判決文には書かれていない社会的・人間的要素が数多く考慮されるものと推察される。したがって、いったん提訴されてしまえば、いかなる判決が下されるか予断を許さない現状において、PTEの予防が最も重要であることは言うまでもないが、万が一PTEに遭遇したとしても、患者・家族が納得できる人間関係をインフォームドコンセントなどによって事前に構築しておくことが最大の法的防御であるということを強調したい。

　本項共同執筆者の塩梅は、腹部手術後PTEで死亡した事案において患者側の弁護士として病院側を提訴した医療紛争の経験を有している。その際、行われた判例分析結果は、現時点でのPTEに対する司法判断を反映していると考えられるので、稿の終わりに提示する（**表2**）。

> ●この項のポイント
>
> 1 肺血栓塞栓症裁判の争点は、症状や一次検査からの疑診の有無、ヘパリン投与の有無や遅延が多かった。患者救済と法的防御のため、整形外科医は予防法同様、診断と治療に関しての知識と技術を身につける必要がある。
> 2 今後、予防に関してのガイドラインの遵守が司法判断に大きく影響するものと推測される。
> 3 肺血栓塞栓症に対して明確な司法判断基準がない現時点では、提訴予防が最も重要な法的防御手段である。

(鳥畠康充、塩梅 修)

文 献

1) 東京地裁平成7年4月11日判決．判例時報 1996;1548:79-92.
2) 浦和地裁平成12年2月21日判決．判例タイムズ 2001;1053:188-98.
3) 千葉地裁平成14年8月9日判決．裁判所ウェブサイト（判例検索システム）
 http://www.courts.go.jp/
4) 福岡高裁平成18年7月13日判決．判例タイムズ 2007;1227:303-15.
5) 東京地裁平成16年5月27日判決．裁判所ウェブサイト（判例検索システム）
 http://www.courts.go.jp/
6) 東京高裁平成14年1月29日判決．判例タイムズ 2003;1107:266.
7) 新潟地裁平成15年12月26日判決．裁判所ウェブサイト（判例検索システム）
 http://www.courts.go.jp/
8) 押田茂實．医療事故：知っておきたい実情と問題点．東京：祥伝社；2005.

4 | インフォームドコンセントの重要性
―まとめに代えて―

> 整形外科治療のインフォームドコンセントでは、静脈血栓塞栓症に触れることが重要である。その骨子としては、病態、発症頻度、予防と予防による合併症などがある。説明の際は、いたずらに恐怖心をあおらないよう日常生活での発症例などを加えながら、いかに予防が大切かをわかりやすく伝えることが必要である。また、小さな外傷の治療の場合も簡単な説明はしたほうがよいであろう。

治療のインフォームドコンセント

　整形外科で手術やリスクを伴う検査・治療を行うときには、インフォームドコンセント（informed consent: IC）を取る必要がある。治療の場合のICの骨子は、①病状（診断名と病態）、②治療の目的・内容・必要性・有効性、③治療を行わない場合に代替可能な医療とそれに伴う危険性、④治療に伴う合併症とその発症率などである[1]。
　肺血栓塞栓症（PTE）と深部静脈血栓症（DVT）をまとめて静脈血栓塞栓症（VTE）としているが、このVTEは手術や治療に伴う数ある合併症のうちのひとつで発症頻度も低い。しかし、ひとたび広範囲のPTEが発症すれば、結果は重篤なものになり救命が難しくなるため、頻度は低いがICの中で触れておかなければならない合併症である。

静脈血栓塞栓症のインフォームドコンセント：説明の骨子

　VTEのICの骨子は、①VTEの病態、②発症頻度、③予防の方法と予防による合併症、④予防してもVTEを完全に防ぐことができないこと、である[2,3]。
　下肢の手術や臥床安静は本書でも述べているようにDVTを生じさせるリスクが高く、これらの医療行為を行うにあたって治療のICを行う場合には、VTEのリスクについて触れておかなければならない。整形外科入院患者ではほとんどの症例でVTEのリスク・予防について説明する必要があるので、一定の説明は看護師からパンフレットなどを用いて行うのが現実的である。

(1) VTEの病態について

　血流の停滞によって血管内に血栓が生じ、これが血流で運ばれてPTEを生じることをわかりやすく説明する。このときにいたずらに怖さのみを説明せず、日常生活でも血栓が生じていることをわかりやすく説明する必要がある（**表1**）。

表1　入院患者への説明例：病態

- 人間の体には血管があり血液が流れています。心臓から手足の先のほうへ流れているのが動脈で、手足の先から心臓のほうへ流れるのが静脈です。この静脈の流れは、歩いたり足を動かして筋肉が収縮することによって助けられています。長時間寝ていたり、座っていたりして下肢（足）をあまり動かさないでいると、静脈の中の血液の流れが遅くなり、血管の中で血液が固まることがあります。これを「血栓」（血液の塊）といいます。
- 下肢の静脈の中で血栓ができ、これが血管の中を流れて肺の動脈に詰まることがあります。これを「肺血栓塞栓症」といいます。小さな血栓は日常生活でもできており、流れていって肺の動脈に詰まったりしているのですが、肺の中で自然に溶けていきますので全く問題はありません。しかし、血栓が大きくなってから肺の動脈に詰まると命取りになる可能性があります。
- 肺血栓塞栓症は、病気や手術後などで安静にしていることでも起こりますが、飛行機やバスなどの交通機関で長時間座っていることでも起こっています。タクシーの運転手さんがこのために亡くなったこともありますし、地震で車の中で避難生活を行っていた方が犠牲になったこともあります。
- 肺血栓塞栓症のもととなる下肢の血栓（深部静脈血栓）は検査をして調べると、たとえば人工膝関節置換術では半数以上の人に生じています。深部静脈血栓症が起こったからといって、必ずしも大きな血栓になって命取りになるような肺血栓塞栓症になるわけではありませんからご安心ください。大部分は症状が出ないうちに血管の中で溶けたり、小さな血栓が肺に詰まって溶けることで治っていきます。
- しかし、深部静脈血栓症の血栓が大きくなって、重症の肺血栓塞栓症が起こってしまうと救うことができないのも事実ですから、予防を行うことが大切です。

(2) 発症頻度の説明

VTEの発症頻度については日本麻酔科学会の調査結果を示して理解を得ることができる（第1章2参照）。また、「手術に伴って生じる肺血栓塞栓症は長時間の飛行機搭乗による肺血栓塞栓症（いわゆるエコノミークラス症候群）の100倍の確率である」と説明するのが現実的かもしれない。

(3) VTE予防の方法とその合併症

理学的予防法と抗凝固療法についてわかりやすく説明するとともに、予防のために副作用（合併症）が生じることも理解してもらう。特に足関節自動運動については、実際に行ってもらって動作を確認しておく必要がある。また、病状から「行えない予防法」あるいは「行わない予防法」についても触れておく。

① 理学的予防法

臥床時の足関節自動運動、早期離床について説明して協力を促し、車椅子の長時間の使用はリスクが高いことも説明する（**表2**）。

表2 入院患者への説明例：理学的予防法

- 血栓の予防でいちばん大切なことは、歩きまわれる日常の生活に早く戻ることです。もちろん手術の後はベッドで寝ている期間もありますが、できる限りこの期間が短くなるように努力しています。
- どうしてもベッドにいる期間については、足を自分で動かすことがいちばん予防に効果があります。おおむね2時間に1回程度（現実的には看護師があなたの前に現れたとき──白衣を見たら）1、2分間足首（足関節）を自分の力で精一杯そらしたり下へ向けたりしてください。パタパタ速く動かすよりも「イーチ、ニーイ」と力をしっかり入れて動かすほうが効果的です。これによって、ふとももの部分の血液の流れが3～5倍になることが知られています。1日に何回も行ってください。
- 弾性ストッキングという強くしまる靴下を術後に履いていただきます。これは表面に見えている浅い部分の静脈を圧迫して深い部分の血管の中の血液の流れを増やす役割と、深い部分の血管を圧迫により少し細くして血液の流れを速くする役割があります（川の流れも細いところは速く流れます）。
- ストッキングがしわになることで血流を妨げることもありますし、神経麻痺を起こすこともありますので注意してください。まれですがストッキングによって皮膚炎を起こすこともあります。このようなときには仕方がないのでストッキングを外しますので申し出てください。
- 入院中には院内の移動に車椅子を使用することがあると思います。車椅子に乗っているから「ベッドで寝ている」状態ではありませんが、車椅子に座っている状態は「血栓が非常に起こりやすい」状況です。車椅子の長時間の使用は避け、できるだけ歩いたり、足を動かすようにしてください。

② 間欠的空気圧迫法

　間欠的空気圧迫法を使用する場合には、その効果と合併症について説明する。また、使用しない場合にも使用しない理由について触れておいたほうがよい（**表3**）。

③ 抗凝固療法

　抗凝固療法を行う場合には、その効果と合併症を説明する。抗凝固療法を行わない場合には、行わない理由を説明する（**表4**）。

(4) 予防してもVTEは生じることの説明

　整形外科手術におけるVTEは重篤な合併症であるため予防法が各種提唱されている[4]。しかしながら、いずれの予防法を用いてもVTEを完全に予防することはできないことにも触れておきたい。

どこまでVTEの説明を行うか

　今日、整形外科で行われる下肢人工関節置換術や脊椎手術の説明時に、VTEについて

表3 入院患者への説明例：間欠的空気圧迫法

【間欠的空気圧迫法を行う場合】
- ふくらはぎ（または土踏まず）の部分に特殊な装置を付けてこの部分を圧迫したりゆるめたりを繰り返す予防法があります。自分で足首を動かすほどの効果はないかもしれませんが、下肢の血液の流れを増加させて深部静脈血栓症を予防する効果があるといわれています。ベッドで安静にしている期間はこの装置を使います。
- この装置を使用すると、すでに血栓ができていた場合には血栓を押し出して肺血栓塞栓症を起こす可能性があります。しかし、小さな血栓は肺血栓塞栓症を起こしても自然に溶けていくと思われますし、この装置を使用することで小さな血栓が大きくならない効果が期待できますので、使用するほうが安全だと考えて使用します。
- この装置によって筋肉が腫れて血流の障害や神経麻痺を生じる可能性がわずかにあるといわれています。このような不測の合併症が生じた場合には、それに応じて全力をあげて治療に当たらせていただきます。

【間欠的空気圧迫法を行わない場合】
- 自分で行う足首の運動と弾性ストッキングを履くことが予防になると考えていますのでこの方法は用いません。
- 血液を固まりにくくするお薬を使いますので、器械で脚を圧迫する装置は使いません。
- あなたの場合にはすでに血栓ができている可能性が高いので、器械で脚を圧迫する装置は血栓を飛ばして肺血栓塞栓症を生じる危険があるので使いません。

話をしていない整形外科医は少ないと考えられる。しかし、下肢の小さな外傷に対する外来治療ではVTEについて説明するだろうか。足関節外果骨折で転位がなくギプス固定を行った場合や、足関節靱帯損傷でテーピングを行った場合を考えてほしい。

筆者は下肢外傷でのDVT発生頻度を静脈造影で調査する試験に参加したことがある。たまたま筆者の外来に受診した65歳程度の女性の第5中足骨骨折に対してヒール付きのギプス固定を3週間行った。ギプス除去後に静脈造影を行ったところ、無症候性ではあるが下腿のDVTを確認した。このような小さな外傷の外来治療においてもVTEのリスクを説明することが必要であろうか。

この場合にもし説明を行うとすると、「足関節の靱帯損傷がありますので、ギプス固定を行いました。ヒールを付けているので足を着いて歩いてかまいません。下肢にギプス固定を行った場合には深部静脈内に血栓ができて、これが遊離して肺動脈に詰まると、肺血栓塞栓症で死亡することがまれにあります。予防には足関節をしっかり動かすことが重要ですが、ギプスを巻いているので動かすことはできないでしょう。血液を固まりにくくするお薬を続けて飲んでいただくと深部静脈血栓ができにくくなりますが、完全に血栓ができないようにすることはできません。また、このような血液を固まりにくくするお薬を飲んでいる場合に、転倒して（ギプスを巻いて歩いているので歩行は不安定と思いますが）頭を打ったりすると、脳出血が止まりにくいために麻痺などの後遺症が起こりやすいと考えられます。足関節の靱帯損傷に対して治療を行わない場合には、最初のうち痛みがある

表4 入院患者への説明例：抗凝固療法

【抗凝固療法を行う場合】
- 今回計画している手術は、血栓症を生じるリスクが高いといわれている手術です。このような手術のときには術後に血液を固まりにくくする薬（抗凝固薬）を使用することで血栓症の予防ができます。抗凝固薬を使用すると、死亡に至る肺血栓塞栓症を起こす可能性が低くなることが知られています（肺血栓塞栓症が起こらないわけではありません）。
- 抗凝固薬は血液を固まりにくくするために、出血しやすいという副作用があります。現実に抗凝固薬による予防を行った患者さんで、手術した部位からの出血があった人や、脳出血、消化管出血で重篤な結果になった人も報告されています。しかし、抗凝固薬の使用によって肺血栓塞栓症による死亡の確率は低くなることがわかっています。私たちは今計画している手術については抗凝固薬を使用するほうがより安全と考えています。治療や予防にはこのように副作用がつきものですが、これらのことを理解して手術を受けていただくことになります。

【抗凝固療法を行わない場合】
- 血栓の予防に抗凝固療法といって血液を固まりにくくするお薬を投与する方法があります。抗凝固療法には出血しやすいという副作用がありますので、今回の手術では使用しないほうが安全と考えて使用しません。
- 脊椎の手術では術後の血腫といって手術を行った部位に血液がたまって神経を圧迫する合併症があります。抗凝固療法はこの血腫を生じやすくするので、脊椎の手術では行いません。
- 腫瘍を切除して人工関節を入れる手術は、血栓を生じる可能性が高い手術ですから、本来は抗凝固療法を行いたい状況です。しかし、手術の範囲が広範囲であるため、抗凝固療法を行うと出血のコントロールができなくなる可能性が高いと考えられますので、抗凝固療法を行いません。

ので足を動かさないでしょうから、やはり深部静脈血栓症を生じる可能性が高いと思われます」というような説明になると想定される。

　ここまで説明されると患者とすれば「いったいどうしたらいいの？」と途方に暮れるしかない。VTEはほとんどの医療行為で発生する可能性があるが、医療行為以外でも夜行バスの利用や数時間にわたるオペラの観劇、タクシーの長時間乗務など日常生活でも生じるものである。外来でのギプス固定やテーピングに際しては、一般的なギプス障害などの説明とともに、VTEの概略（日常生活でも生じることも含めて）と、何か異常があればすぐに大きな病院を受診してもらうように簡単に説明しておくほうがよいかと思われる。

● この項のポイント

1 肺血栓塞栓症は、広範囲に発症すると重篤となり救命は難しくなる。発症頻度は低くとも、インフォームドコンセントの中で触れておかなければならない合併症である。
2 インフォームドコンセントにおいて静脈血栓塞栓症を説明する際は、その怖さのみではなく日常生活でも生じていることをわかりやすく説明する必要がある。
3 静脈血栓塞栓症の予防法には副作用（合併症）が生じること、また予防しても発症することがあることを理解してもらう。
4 下肢の小さな外傷の治療であっても、静脈血栓塞栓症の概略と、異常があった際にはすぐに大きな病院を受診すべきであることを説明したほうがよい。

（冨士武史）

文　献

1) 前田正一. 整形外科診療における医事紛争の防止：インフォームドコンセントの原則と成立要件. 日整会誌2009;83:38-45.
2) 冨士武史. インフォームドコンセント：今できること. In：冨士武史編. 整形外科術後肺血栓塞栓症・深部静脈血栓症マニュアル：ガイドラインに基づく予防・診断・治療の実際. 東京：南江堂；2005. p133-8.
3) 冨士武史. 深部静脈血栓症・肺血栓塞栓症. In：浜田良機, 冨士武史編. トラブルにならない整形外科インフォームドコンセント：わかるIC、わからないIC. 東京：金原出版；2007. p43-7.
4) 日本整形外科学会肺血栓塞栓症/深部静脈血栓症（静脈血栓塞栓症）予防ガイドライン改訂委員会. 日本整形外科学会静脈血栓塞栓症予防ガイドライン. 東京：南江堂；2008.

索　引

欧　文

A
American Academy of Orthopaedic Surgeons（AAOS）　13
American College of Chest Physicians（ACCP）　13
APTT　24

D
DVT　2

H
HIT　14, 24

I
International Consensus Statement（ICS）　13

P
PCPS　23
PTE　2
PT-INR　24
Pulmonary Embolism Prevention（PEP）trial　13

S
SpO_2　18, 20

T
THA　14
TKA　14
t-PA　25

V
VTE　2

X
Xa　14

和　文

あ
アスピリン　13
アンチトロンビン　14

い
インフォームドコンセント　7, 37, 45, 47
医療事故　28, 37

え
エノキサパリン　14

か
下大静脈フィルター　25, 45
活性化凝固第X因子　14
活性化部分トロンボプラスチン時間　24
間欠的空気圧迫法　13, 49

く
クレアチニンクリアランス　14

け
経皮的酸素飽和度　18, 20
経皮的心肺補助装置　18, 23
血栓溶解療法　24

こ
抗凝固薬　2, 12, 25, 51
抗凝固療法　12, 24, 49
抗血小板薬　13, 25

し
周術期肺血栓塞栓症　7
静脈血栓塞栓症　2, 13, 25, 39, 47
静脈フットポンプ　13
人工股関節全置換術　14
人工膝関節全置換術　14
深部静脈血栓症　2, 12, 18, 40, 47

す
スクリーニング検査　2, 18

そ
造影CT　21
相対危険度　7
組織プラスミノゲンアクチベーター　24

た
弾性ストッキング　13, 39, 49

ち
超音波（エコー）検査　21

と
動脈血ガス分析　20, 44

は
肺血栓塞栓症　2, 7, 12, 18, 37, 42, 47
肺シンチグラフィー　21, 44
肺動脈造影　22
発症時期　9

ひ
ヒラメ筋静脈　4

ふ
フォンダパリヌクス　14
フリーフロート血栓　4
プロトロンビン時間国際標準化比　24

へ
ヘパリン　12, 24, 44
ヘパリン起因性血小板減少症　14, 24
ペンタサッカライド　14

も
モンテプラーゼ　25

よ
予防期間　9

り
理学的予防法　13, 48
硫酸プロタミン　14

わ
ワルファリン　24

整形外科診療における肺血栓塞栓症
―患者救済と法的問題点―

2009年5月15日	第1版第1刷	
2009年6月25日	同	第2刷
2010年7月30日	同	第3刷

編 者 鳥畠康充、冨士武史

発 行 ライフサイエンス出版株式会社
〒103-0024 東京都中央区日本橋小舟町11-7
TEL：03-3664-7900 FAX：03-3664-7935

印 刷 株式会社八紘美術

Ⓒ Life Science Publishing, 2009
ISBN 978-4-89775-263-1 C3047

[JCOPY]〈(社)出版者著作権管理機構 委託出版物〉
本書の無断複写は著作権法上での例外を除き禁じられています。
複写される場合は、そのつど事前に(社)出版者著作権管理機構
（電話 03-3513-6969、FAX 03-3513-6979、e-mail：info@jcopy.
or.jp）の許諾を得てください。